死体は告発する

毒物殺人検証

上野正彦

角川文庫 11937

死体は告発する

毒物殺人検証

目次

はじめに――鴆毒《ちんどく》

その昔、鍋島藩《なべしま》は多彩な色をつかった豪華な陶磁器を生産していた。有田焼、伊万里焼である。

その技法の秘密を守るため、延宝三年（一六七五）に、三方を険しい岩山に囲まれた大《おお》川内山《かわちやま》に窯《かま》を移した。秘窯《ひよう》の里といわれ、関所を設けて出入りを厳しく取り締まったという。

最高の材料を用い、独特の技法で染付、色絵、青磁などを焼き、その華麗な様式美は色鍋島とたたえられ、芸術的評価も高く、豪商を介して広く海外にも輸出された。幕府や朝廷などへの献上品、贈答用にもつかわれた。

ところが、鍋島の殿様の食器は細かい罅《ひび》の入った、くすんだ緑色の見るからに質素な器で、色鍋島とは似ても似つかぬ代物であったという。

なぜなのか。倹約質素のためではない。

当時の時代背景を考えると、もともと肥前《ひぜん》佐賀藩は竜造寺《りゅうぞうじ》氏が藩主であった。その重臣であり、血縁関係にあった鍋島氏が、豊臣秀吉に取り立てられ、藩主鍋島直茂《なおしげ》が誕生したのである。時代の流れとはいえ、そこには竜造寺氏の無念、怨恨《えんこん》などが押し隠されていたことは、想像に難くない。

江戸時代の後期になって、竜造寺氏の思いを背景に劇化されたのが「鍋島の化け猫騒動」で講談、歌舞伎《かぶき》狂言として上演されている。

鍋島藩に限らず、伊達《だて》藩にも同じような騒動があった。

万治三年（一六六〇）仙台藩六十二万石の藩主伊達陸奥守《むつのかみ》綱宗《つなむね》は、種々なる不行跡を幕府に咎《とが》められ、隠居を命ぜられた。そのため二歳の亀千代が藩主となり、綱宗の叔父に当たる伊達兵部少輔《ひょうぶしょうゆう》宗勝が、後見人となった。

兵部は家老の原田甲斐《かい》宗輔《むねすけ》と結託し、幼君を毒殺して、みずからが藩主にと陰謀をめぐらした。兵部のお抱えの医師に鴆毒《ちんどく》を調合させ、料理人頭、台所頭、膳番《ぜんばん》を呼び、明朝の膳で秘《ひそ》かに幼君毒殺の計画を伝え、実行を命じた。

膳番の塩沢丹治郎は、自分のとるべき行動に迷って、一睡もできず朝を迎えた。

自分が毒味をかって出て、命を捨て、幼君を守ることが、藩のためであると決意し、幼君の前で無礼にも、運ばれた食事をすべて平らげてしまった。たちまち顔色はどす黒くなり、うめき声をあげて口から血を吐き、息絶えた。

知らせを受けた原田甲斐は、毒殺とは不届き千万とばかり有無をいわさず医師、料理人頭、台所頭などを直ちに斬殺《ざんさつ》してしまった。自分達の悪事が露見するのを恐れて、関係者を口封じのために皆殺しにしたのであった。あたかも自分が忠臣であるかのように振る舞って、話をすりかえたのである。

これが伊達騒動の幕開けであるが、ともかく亀千代君は難をのがれたのである。

鴆毒とは『洗冤録《せんえんろく》』（世界最古の中国の法医学書。一二四七年ごろ、宋慈によって記録された）によれば、中国の南方の山中に住む鷹《たか》に似た鳥で、まむしの頭を食し、その羽毛には猛毒があり、とくに酒に浸すと毒力は強く、飲めば直ちに死ぬとある。この鳥の巣は大木の頂上にあり、その下は数十歩の範囲にわたって草が生えないと書かれている。この毒鳥は雄を運日《うんじつ》、雌を陰諧《いんかい》といい、その肉を食べると即座に死ぬ。治療には乾燥した葛《くず》の粉末を飲むか、犀角《さいかく》を用いて解毒するとある。

このように、まことしやかに記述されているが、実在しない架空の鳥と考えられている。しかし、江戸時代、銀鉱山の副産物として砒石《ひせき》から砒素を取り出すときに、亜砒酸焼《あひさん》が行われ、この白煙にかざされたニワトリの羽毛には亜砒酸の結晶がたくさん付着した。この羽毛を酒に浸せば、亜砒酸は酒に溶けて猛毒となる。これが古代から伝来した鴆という架空の毒鳥ではなかったかとも考えられている。しかし最近、ニューギニアの密林に生息するニューギニア・ピトフーイという鳥の皮膚や羽毛に強い毒が含まれていることが報告され、実在することがわかった。

それはともかく、当時は毒物の総称として、中国由来の謎《なぞ》の鳥の毒を鴆毒と呼び、恐れられていた。

当時は、次代藩主の座を獲得するためには、直系の長男、次男達、側室の子あるいは藩主の実弟など血縁関係者らが、有力家臣団を取り込んで、水面下のかけ引きをやっていた。そこには暗殺もあったろうし、中傷により謀反の噂《うわさ》を流したりしての失脚劇もあったろう。そのうちに、食べ物に毒を盛り込んでの、巧妙な殺害方法がはやり出した。

相手を刀で斬《き》りつける場合には、加害者自身にも相当な危険が伴うし、それなりに剣の使い手でなければならず、加えて誰が何のために、その人を狙《ねら》ったのか、黒幕の存在もわかってしまう。それにひきかえ毒殺は、飲食物に混入させればよいので、目撃されることもなく、女でも簡単にできる。

お膳は台所から何人もの手を経て、殿様の御前に運ばれていく。凶器は独り歩きをするのである。毒が大量に入っていると、苦いとか辛いとかで、直ぐに気付かれてしまう。少量ずつ食べさせて、目的を達しようと手段方法は徐々に巧妙になっていく。

本当に毒なのか、病気の発作なのか。その突然死の原因究明は、検査方法などのない時代であったから、不明のままであった。

たとえ毒殺だとしても、黒幕の存在を明確にすることはむずかしい。それが暗殺者側には好都合で、流行のきっかけになったのだろう。

要人の身を守るために、毒味役が置かれたり、毒に反応して変色する銀の箸《はし》がつかわれたりして、自衛策が講じられた。これは西欧の毒を感知する銀の食器に相当するものである。

大奥でも将軍の子を身ごもったりすると、女性は徳川家一族にひき立てられるなど、熾《し》烈《れつ》な女の争いがあって、生まれた子は命を狙われるなど、真偽のほどはわからぬが、毒殺の話は枚挙にいとまがない。

鴆毒といわれたが、その中身はおそらく附子《ぶす》（トリカブトの塊根で、アコニチンその他のアルカロイドを含む劇薬）などがつかわれたものと思われる。

鍋島藩も例外ではなかった。

銀の箸はもちろん、毒味役も置かれたであろうが、それに加えて秘かに食べ物を盛る食器や湯飲み茶碗《ぢゃわん》に、それなりの工夫がなされていたのである。

鍋島藩ならではの工夫の製品であった。

大川内山では青磁のほかに鯡青磁《ひびせいじ》（七官手）がつくられていた。鯡青磁は中国から鍋島に移住した陶師《すえし》によってつくられたもので、「毒を見分ける」、「毒を消す」食器といわれ、宋の皇帝が使用していた高級な秘器であった。

この特殊な陶磁器製造を鍋島藩は独占し、その手法の秘密を守るために秘窯の里をつくり、また囮《おとり》として派手な有田の赤絵を前面に出し生産したのである。

罇が入ったくすんだ緑色の茶碗に湯を入れ、しばらく放置すると毒は罇の中に吸収され、解毒されるという。

まさかと思うが、当時はその噂《うわさ》だけで十分であった。

秘窯の里の存在は、毒殺犯にかなりの精神的圧力をかけていたものと思われる。

大川内山の一番奥の高台にある鍋島藩窯の「金仙窯」は重要文化財に指定され、今なおくすんだ緑色の罇青磁をつくりつづけている。

十五代「金仙窯」の主、金武昌人《かねたけまさと》氏に真偽のほどを尋ねると、この陶器は水を浄化させる力が強いので、水がめなどに適し、汚い水を入れておいても、やがて飲めるぐらいに、きれいになる。他のやきものとは違うと、誇らしげに語ってくれた。

原料にカンラン石、輝石や角閃石《かくせんせき》など塩基性（アルカリ性）の高い物質が含まれている。アルカリ性の水はおいしく、健康によいといわれるのと同じように、水が浄化され味がよくなるのかもしれない。

いずれにせよ当時は、毒を見分ける食器という噂がひろまり、独り歩きをはじめたのだろう。このように秘窯の里の罇青磁は、鍋島藩を安泰に繁栄させてきたのではないだろうか。

砒《ひ》素《そ》

和歌山砒素カレー事件

平成十年七月二十五日、和歌山市のカレー事件が報じられたとき、はじめは食中毒と騒がれたが間もなく青酸混入に変わった。

七月二十九日、あるテレビ局の依頼をうけて現地から解説をすることになった。

和歌山市郊外の袋小路になった小さな地域での夏祭りに、主婦達が集まって、夕食にカレーを用意することになった。朝から大きな鍋《なべ》三つにカレーをつくりはじめた。昼ごろにはできあがったが、夕食に出す予定なので、鍋にはアルミホイルで蓋《ふた》をして、交代で見張りをしていた。

空地にテントを張り、午後五時ごろからカレーを温め直し、六時近くなって多くの人々がカレーを食べはじめた。間もなく気持ちが悪くなり、腹痛を訴え嘔吐《おうと》、下痢をし、倒れるものもあって六十七名が救急車で病院に収容された。

食中毒として手当てをうけていたが、翌二十六日には子供を含めて四名の死亡者が出てしまった。症状をみても、また食べてすぐの食中毒も考えにくいということになり、和歌山県警は毒物検査を行ったところ、青酸反応が出たので、直ちに食中毒から青酸中毒へと、治療を含めて対応を切りかえた。

四名の遺体は司法解剖され、死因は青酸中毒と発表された。

解説は当然のことながら、青酸混入事件としてであった。

青酸化合物をカレーに混入させたとしても、かなりかきまぜないと均一にはならないから、青酸濃度の濃い部分を食べた人が死亡したのであろう。あるいは青酸は気化しやすいので、カレーをかきまぜながら異臭や異状に気がつくはずである。しかし屋外で風があったため、臭いは吹きとんで感じなかったのだろうか、などと即効性毒物である青酸について解説をした。

カレーの好きな子供は多いし、祭りには子供が集まってくる。その食べ物の中に青酸を混入させた犯行は、ゆるせない。カメラに向かって憤《いきどお》りを爆発させて、私の解説は終った。

その後、入院中の人々から発疹《ほっしん》が出たり、手足のしびれ、赤血球、白血球、血小板などの減少が出現して、即効性毒物である青酸中毒とは、かなり異質の症状が出てきた。

和歌山県警は、警察庁の科学警察研究所に毒物の分析を依頼していた。その検査結果が八月二日に発表された。

亜砒酸が混入されていたのである。

食中毒から青酸に、そしてさらに亜砒酸へと混入の中身は変わったのである。

医師の治療も警察の捜査も後手後手になって、この事件ははじめから犯人に大きく振り回されてしまった。

メディアは、なぜ警察が青酸と砒素を間違えたのか。また司法解剖の結果も、青酸中毒であったのに、どうして砒素に変わったのか。あるいは青酸と砒素二つの猛毒が混合され、つかわれていたのか。真相はどうなのかと、きびしい疑問をなげかけた。

しかし、警察からの説明はなかった。

私もコメントを求められたが、部外者の私にわかるはずはない。

一般論として考えられることは、即効性毒物として最もポピュラーなのは、青酸や農薬である。食中毒ではないとすれば、現場で簡単にテストできる青酸予備試験（シェーンバイン・パーゲンステッヘル法）がある。青酸イオンはオゾンを発生している。これがグアヤク試験紙と反応すると、青色に変化するもので、鋭敏度は高い。とりあえず予備試験をやったのであろう。しかし予備試験であるから、青酸以外のものにも反応を示すことがある。私の経験では塩素に反応したのを覚えている。あるいは数分間放置すると、試験紙はゆっくりとうすい青色に変色するので、初心者はこれを青酸反応と見あやまることがある。

現場で青酸反応を示したとしても、これはあくまでも予備試験であるから、本試験としてベルリン青反応あるいはロダン反応などを行って、青酸であることを確認しなければならない。

ところが本件の場合は、食中毒と騒がれたが、どうも様相がおかしいので、現場で青酸予備試験をしたら、陽性であったので、緊急治療の必要もあり、本試験を待たずに青酸に切りかえて対応したのではないかと、私は思った。

司法解剖の結果も青酸中毒とされたが、これはあくまでも、解剖終了直後の肉眼的診断で、執刀医の感想を述べたものにすぎない。最終診断は数か月後、すべての検索が終った後に、決められるものである。

青酸は間違いで、亜砒酸《あひさん》だけが入っていたのか、青酸も亜砒酸も両方入っていたのか。そのあたりは、はっきりしない。

どちらも猛毒であるから、単品でつかっても殺傷力は十分である。なぜ二つの猛毒を混合させてつかう必要があったのか。青酸は即効性、砒素は遅効性だからなのか。考えればいろいろ疑問は湧《わ》いてくる。

二つの猛毒を混合させて使用すると、毒作用はいっそう強力になると考えるだろうが、実は逆で、毒力は弱まって作用するのである。

毒物の知識をもった犯人なのか、全くの素人なのか。見えない犯人像に、いつの間にか私も振り回されていた。

事件発生から八日経って、砒素が混入されていたと発表されたとき、私は耳を疑った。

砒素!!　まさかと思った。

トリカブト事件のときと同じように、忘れ去られた過去の毒物で、現代ではつかわれない毒物であったからである。

トリカブトは昔、アイヌが矢じりにこれを塗り、熊を射ていたものであった。砒素もナポレオン時代には、ヨーロッパを中心につかわれていた。

とくに砒素は無色、無味、無臭であったから、少量ずつ長期間投与すると、相手のからだに蓄積し、誰にも知られずに、しかも病気のように徐々に衰弱して死亡するので、毒薬の王様として恐れられていたのである。

日本にも江戸時代、石見《いわみ》銀山（島根県西部）と呼ばれた銀鉱山の副産物として、砒石《ひせき》から砒素が取られ、ネズミ捕りに使用されていた。

昔はいざ知らず、日本には砒素による事件はなかったのである。

カリュー事件

日本での砒素による殺人事件を調べていたとき家内の友人が毒殺事件を読んだ記憶があると、教えてくれた。

『ベルギー公使夫人の明治日記』エリアノーラ・メアリー・ダヌタン著、長岡祥三訳。中央公論社、一九九二年発行の本であった。

明治時代、ベルギー公使として東京に駐在したアルベール・ダヌタン男爵の夫人が、公使の死後に自分の日記を編纂《へんさん》、出版したものである。

一八九六年（明治二十九）十月二日から翌年の十二月までの日記の中に、イギリス人夫婦の砒素による毒殺事件が断片的に出てくる。

要約すると、明治二十九年十月二十日、横浜ユナイテッド・クラブの支配人カリュー氏は、こともあろうに妻のイーディスによって、砒素を盛られて殺害されたというものであった。詳しい記述はないので、砒素の入手経路もわからず、またどのようにして、どのくらいの砒素を夫に与えたのかもわからない。

イーディス夫人が、香港上海銀行横浜支店のH・V・ディキンスン氏と恋愛関係にあったのが、ことの発端のようである。

十一月十六日、横浜の英国領事裁判所で、死因審問が行われ、予備審問を経て、翌年一月五日から本裁判となった。ディキンスン氏も法廷に喚問されて、夫人宛《あて》の手紙も証拠として公表され、二人の関係は明らかとなった。

十一月二十日。カリュー夫人は監獄に収容されている。

一八九七年二月三日、カリュー夫人は、夫を砒素で毒殺したとして、死刑を宣告された。しかし、翌二月四日、サー・アーネスト・サトウ英国公使によって、終身禁錮《きんこ》刑に減刑された。その背景に、英国公使は勤務地では内務大臣の権限を持っており、当時の日本は、皇太后崩御によってすべての犯罪人に恩赦が与えられたことが関係しているのであろう。

そのためカリュー夫人は終身刑に減じられ、香港の刑務所に収容されたが、その年の十一月に本国の刑務所に移され、一九一〇年に出所、一九五八年に死亡したという。明治時代、日本において英国人が犯した砒素による毒殺事件であったから、在日外国人の社交界では大きな話題になったのだが、完全に禁制《タブー》となり、日本国内に事件の内容がもれることはなかったようである。

日記も断片的で詳しいことはわからないが、不倫をしていた妻が、その事実を夫に知られたために、夫を毒殺したもののようで、その身勝手さには驚くばかりである。

日本においては、砒素《ひそ》による自殺はわずかにあったが、殺人事件はなかった。

森永砒素入り粉ミルク事件

ところが昭和三十年（一九五五）五月から八月にかけ、関西方面に発生した森永粉ミルク事件には驚かされた。製造の過程で砒素が混入したもので、乳児一三八名が死亡。被害者一万二一三一名が出たのである。

この災害事故もやがてメディアに登場することが少なくなり、砒素の存在は忘れられていたが、農薬や殺虫剤あるいは白アリ駆除などに砒素がつかわれるようになり、ミカン農家ではこれをつかうと、害虫駆除のほかに、ミカンの甘味が出るといわれ、地域によっては砒素が単品で入手できるようになっていた。

人体に影響があり、危険なため回収され、現在は代替薬品を使用するようになっている。

和歌山市のカレー事件も、砒素中毒など念頭になく、もっぱら食中毒を中心に、あるいは毒物であれば即効性の青酸や農薬などを考えて対応していたのではないだろうか。そこが盲点であったのだろうが、捜査が進展するにつれ、十年も前からやっていたと思われる砒素中毒による生命保険がらみの事件が浮上してきた。急性胃腸炎、腎不全《じんふぜん》、白血病などと診断されているところをみると、たくみに計算した犯行のようにも思われ、もしこれが本当であるならば、驚くべき犯罪といわざるをえない。

変死と監察医制度

私は小学校を卒業すると、北海道の無医地区で開業していた親元を離れ、東京に出ていた姉や兄と合流させられ、下宿しながら旧制中学へ通うことになった。

当時は第二次世界大戦中であったから、級友たちは陸軍士官学校、海軍兵学校など軍人志望が多かった。しかし私は無医地区で献身的に医療に従事していた父の姿を見ていたせいもあって、軍人になろうとは思わなかった。やはり性格的にも自分に適しているのは、医者のような気がしていた。

昭和二十年（一九四五）三月、旧制中学四年のときであった。食糧はむろんのこと、あらゆる物資は欠乏し、東京をはじめ主要都市はアメリカ軍の空爆をうけ、焦土と化し敗戦の色は濃厚であった。

都会の小学生は田舎へ疎開させられ、中学生、大学生は学校での授業はなく、学徒動員で軍需工場などで工員として武器などの生産に従事させられていた。

中学は五年制であったが、当時は四年でくり上げ卒業になった。あと一か月で卒業という時、東京の空襲はいちだんと激しくなり、命の危険を感じた両親は、私を北海道に連れ戻してしまった。

戦争はどうなるのか。そして今後自分はどう生きるべきか。不安な日を送っていたその時である。この本を読んでごらんと、父から一冊の本を渡された。

『学生に与う』河合栄治郎著。なんとなくむずかしそうな本であった。書斎町には本屋などはない。父は東京の書店に注文して読みたい本を取り寄せていた。書斎はいつも書物であふれていた。その中の一冊であった。

当時、若者は兵として戦地に赴くか、軍需工場で働くか、いずれにせよ国のために命を投げ出さざるを得なかった。そうすることが男の義務であり、勝利への道であると信じていた。

ところが、この本には個人主義、自由思想が書かれていて、なんのことだか私には理解できない。随分身勝手な考えもあるものだぐらいに思っていた。

読み終えた夜、父と議論になった。意見は嚙《か》み合わなかったが、最後に父は言った。

「命がなければ、すべてはない。命の限り生きて、やるべきことをすべきである。国のために殉ずる、それも一つの生き方に違いないが、自由という個人の考えを尊重する思想もある。戦争で短い人生を終えるならば、せめてこのような考えの人、国もあることをお前も知っておくべきだ」

親であり、医者であった父は息子に、かけがえのない命の尊さを、わからせたかったのであろう。死んではならんぞという親の気持ちはわかった。

母は何もいわず、ストーブに薪《まき》を入れていた。

親の愛が切々と伝わって、私は涙を流しながら話を聞いていた。

それから十年。戦争は終り、私は医者になっていた。クラスメートはあらかじめ決めていた専門科目をめざして、それぞれ社会に出て行った。

私は何科を選択してよいか、自分に適した専門科目が見当たらずに迷っていた。半年もぶらぶらしていたが、いつまでも遊んでいるわけにもいかない。父は自分のあとをついで欲しいなどといったことはない。開業医はつまらないから、お前の好きなことをやればよいといっていた。迷いながらも自分の心の中を覗《のぞ》いて見ると、いずれは名医といわれるような医者にはなりたいと、欲張った考えはもっていた。そこで名医になるためには、どのような勉強をしたらよいのか考えた。

とりあえず患者を診療する前に、人間にとって死とはなんであるのかを考えてみよう。そうすれば命の尊さ、いかに生きるべきかがわかってくる。そういう哲学をもったうえで、患者に接すれば自分は少しでも名医に近づけるのではないだろうか。そう考えて、死の学問である法医学を専攻することにした。

二、三年やったら臨床に戻るつもりであった。しかし法医学はおもしろかった。東京都の監察医になったら、ついやみつきになり、臨床に戻る気はなくなって、この道一筋に歩んできてしまった。それは、ものいわぬ死者と自由に話ができるようになったからである。

検死しても死因がわからなければ、行政解剖をして自殺か他殺か、あるいは事故死か単なる病死なのかを、警察官と協力しあって、総合的に解決していく。

一見非情に思われるかもしれないが、実は死者の立場に立ってその人の人権を擁護し、ひいては社会の秩序を維持しているのである。

平成元年八月に退職するまでの三十年間に、病死や事故死に見せかけた殺人事件などを、警察官ではない私が数多く発見できたのは、監察医という特殊な学問と技能を修得したからにほかならない。

監察医制度がわが国に施行された経緯は、杜撰《ずさん》な検視のあり方にあったといってよい。

昭和二十年（一九四五）八月十五日、日本は戦争に敗れ、第二次世界大戦は終った。

連合軍の占領下にあった日本は、極度の物資不足。とくに食糧の不足は深刻であった。

国民は飢餓のため栄養失調状態にあり、東京の上野駅地下道などには、焼け出されて住む家はなく、食べるものとてない、着のみ着のままの老若男女が、浮浪者となって大勢生活をしていた。

秋も終りの十一月、寒い季節になったからたまらない。ムシロ一枚で地下道に大勢の人々がゴロ寝をしている。もちろん、電気もついていないから、昼なお暗しである。

強度の栄養失調に加え、湿気と寒さから肺炎になったり、糞尿《ふんにょう》のたれ流しで臭気が強烈で、不衛生であったから伝染病の発生もあったろうし、衰弱した体内では以前からもっていた結核病巣が猛威をふるって、死亡者は増加していった。

十一月十八日の朝日新聞には「始まった死の行進」という見出しで、上野駅地下道の様子が報道された。

東京だけではなく、全国の主要都市においても、毎日多数の餓死者が出ていると書かれていた。記事は連合軍総司令部（ＧＨＱ）の目にとまった。

敗戦国の人民が餓死するようでは、占領政策としてベターではない。実態を詳しく調べようと、ＧＨＱの厚生課長（米軍）は、変死体をどのように処理しているのか、日本の検視の現状を調査したのである。

警察官と警察嘱託医（警察署の近くで開業している臨床医で、そこの警察官と留置人の健康管理をするのが警察医で、法医学の専門医ではない）によって簡単な検視が行われ、解剖することもなく、ほとんどは餓死と診断され、片付けられていた。

法医学的知識に乏しい町の開業医が、死体を見ただけで、解剖もせずに餓死と診断しているのに、米軍の担当者は驚いた。

本当に餓死なのか、伝染病やその他の病気によるものか、解剖をしてはっきりした診断をつけなければならないと、GHQは東京都に対し、きびしい行政指導をしたのである。

そこで昭和二十一年四月一日から、民生局長主管の下、東京大学と慶応義塾大学医学部法医学教室と病理学教室の医師に委嘱して、アメリカの Medical Examiner System に類似した監察医業務をスタートさせた。これがわが国の検死制度の基礎になったのである。

その結果、監察医という専門医による検死、解剖が行われるようになった。

死因は栄養失調状態にあったが、餓死ではなく、肺結核や肺炎などであることがはっきりした。

以来、東京都内の死因統計には、それまで多かった餓死は姿をひそめ、肺結核などの病名がつき、GHQもこの制度の導入で、それなりの成果を納めた。

必要にせまられての制度導入であった。

日本にとっても意義のある制度であり、今ではこの制度がなければ文化国家とはいえないと、評価されるほどである。

以後、政令指定都市である横浜、名古屋、京都、大阪、神戸、福岡にも施行された。

東京都は昭和二十三年三月二十一日、衛生局のもとに東京都監察医務院の名称で、独立庁舎が大塚に開設され、業務を開始し現在に至っている。

二十三区内で年間検死一〇、〇〇〇体、解剖三〇〇〇体である。

ところが昭和六十年、監察医制度の見直しによって、京都と福岡はこの制度を廃止してしまった。本来ならば全国的制度にしなければならないものが、逆に後退していった日本の行政のあり方の不可思議に、驚くばかりである。

予算がないからなのだろうか、あるいはこの制度の必要性を感じないためなのだろうか。はっきりした理由はわからないが、ともかく愚劣な判断であった。

監察医制度は、地方自治体を主体にした法律であるから、存廃は知事の権限にゆだねられている。確かに監察医制度を実施するには、相当な予算が必要であろう。しかし予算がなくても、類似の方法はいくらでもとれるのである。

現に茨城県、神奈川県、埼玉県、沖縄県などでは監察医制度に類似の方法をつくり、変死体に対応している。

殺人事件などは検事の指揮下で、国の予算で司法解剖が行われているが、殺人事件とまではいかないが、状況的に不審、不安のある変死体は多いのである。このようなケースの死因を解明し、地域住民の不安を払拭《ふっしょく》させるための検死、解剖が容易にできる行政システムが必要なのである。

具体的には県と警察と医師会あるいは大学の法医学教室の医師が話し合って、変死体の死因解明に一件たとえば三十万円を支出すれば、一県で年間変死は五十例程度と思われるので、一千五百万円でその県の治安は保たれるのである。

昭和六十一年五月に起きた沖縄のトリカブト事件は、この制度によって検死、解剖が行われ、事件が発覚したのであり、成果を上げている。また平成十年の和歌山のカレー事件も、その捜査によって、十年前からの保険金詐欺事件が発覚した。もしも監察医制度があったならば、十年前のその時点で、警察と監察医による死因究明が行われ、事件は発覚して、次なる犯行は防げたのである。

人権と治安、秩序がこの程度の予算で保たれるならば、一日も早く全国的制度にしなければならないと思うのである。

口では人の命は尊いといい、法律でも十分に擁護されているが、そのための行政的なシステムが不十分であるから、疑わしき事件は見逃されている。

一県一医大で専門家は揃《そろ》っている。設備もできている。予算を出せるシステムを作るだけでよいのであるから、是非早急に対応して欲しい。

青酸

る。

帝銀事件

青酸カリをつかった事件といえば、一番先に思い出すのはなんといっても帝銀事件である。

昭和二十三年（一九四八）一月二十六日、東京の豊島《としま》区にある帝国銀行椎名《しいな》町支店が閉店して間もなく、中年の男が一人でやってきた。近くに赤痢が発生したので行内の消毒と皆さんには予防薬を飲んでもらうことになったと、東京都防疫課医学博士山口二郎の名刺を出し、それらしき腕章をつけた男は全職員を一室に集合させた。十六名はいわれるまま湯飲み茶碗《ぢやわん》を持参して集まった。

この予防薬は飲みにくいので、私の合図で一気に飲むよう、自らも茶碗を持って号令をかけた。全員は一斉に茶碗に入れられた水薬を飲みほした。

戦後間もない東京は焼野原であった。それでもバラックがあちこちに建てられて、復興のきざしを見せていた。

それまでの日本人は、上からの命令にはきわめて従順であったから、それらしく振る舞う男の号令どおりに全員が行動したのである。

これが銀行強盗の仕業であったから、世界中は驚いたのである。外国人には到底考えられない犯行であった。

戦後間もない日本での事件であることを考えれば、うなずけないこともないが、それにしても十六名全員が強盗のいいなりに、青酸カリを飲んでしまったのは、奇妙な出来事に違いない。

犯罪史上稀《まれ》にみるケースであった。

すぐに吐気を催し、嘔吐《おうと》しながら苦悶《くもん》し、意識不明となって十一名が死亡した。男は混乱のなか直ちに、そこにあった現金と小切手など、計十八万円相当を奪って逃走した。

毒物を巧みに扱う犯人像として、旧陸軍の特殊部隊（七三一部隊）の関係者が疑われ、捜査は開始された。

しかし、七か月後、意外な容疑者が逮捕されたのである。画家として著名な平沢貞通であった。

ちょうどそのころ私は医科大学の予科（教養課程）に在学していたので、法医学の専門家達が事件にかかわり、警察の捜査に協力していることは知っていた。それから七年後、医者になった私は、思ってもいないことだったが法医学を専攻していたために、当時検死や解剖をした先輩達に出会うことになったのである。酒の席などで何度か、当時の話をじかに聞くことができた。

事務室、廊下、応接室、休憩室、台所と行内のいたるところに血液まじりの吐物が散乱し、死体が横たわって、苦悶の状況が手に取るようにわかって、青酸カリのものすごさに、背すじが寒くなったと、先輩達は話してくれた。そして吐物や死者の口元に青酸予備試験であるシェーンバイン・パーゲンステッヘル法を試みたところ、淡黄褐色の濾紙《ろし》が青色に変色し、陽性の反応が出たので、間違いなく青酸化合物を飲まされたことがわかったという。これはあくまでも予備試験であるから、塩素などほかの薬物にも反応することがあるので、その後確認試験をして、最終的に青酸化合物であることを決定しなければならない。

生体内に入った青酸化合物は、呼吸酵素をブロックするため、肺で呼吸をしていても赤血球は酸素と結合することができなくなり、血液が循環していても、組織の細胞に酸素を供給することができずに死亡する。

絞殺のように首をしめられ、肺での呼吸でガス交換ができなくなるのを、外窒息というならば、青酸化合物は組織内でのガス交換ができなくなるので、内窒息ということになる。青酸化合物は即効性の猛毒で、内窒息であるから、強度の苦悶を呈して急死する。

平沢はいったん犯行を認めたが、起訴後はこれを否認し一審、二審と争った。昭和三十年（一九五五）最高裁は死刑判決を支持して、事件は終結した。

しかし、死刑執行されることなく、昭和六十二年（一九八七）、肺炎となり八王子の医療刑務所で九十五歳の生涯を終えている。

東京都の監察医になって一年後の昭和三十五年、警視庁に検視官制度がつくられ、初代検視官に二名の捜査、鑑識のベテラン警視が任命された。検死の現場で監察医は検視官と出会うことが多くなり、死体所見などについてディスカッションすることがある。また解剖の立会いに医務院に来られるので、時には一緒に食事をしたり、酒をくみかわすこともあった。

その一人に居木井警視がいた。帝銀事件当時、彼は巡査部長として、捜査に加わっていた。平沢は帝銀椎名町支店に出向いた際、医学博士山口二郎という名刺を差し出している。捜査をしているうちに、その名刺を二十枚つくった印刷屋が見つかった。彼が語る依頼主の人相は左頰《ほお》に二つのあざがあり、椎名町支店に現れた犯人に一致していた。

また帝銀事件の三か月前、安田銀行荏原《えばら》支店に厚生省技官、医学博士松井蔚《しげる》の名刺を出し、行員二十名に赤痢の予防薬を飲ませた、同じような事件があった。しかし薬が弱かったため、大事に至らず男も逃走したので、支店長は警察に届けるまでもないと、伏せていたが、その後に帝銀事件が起こったので、あわてて警察にその実態を報告した。

この名刺の捜査に当たったのが、居木井刑事であった。医学博士、山口二郎は実在しない人物であることがわかった。

一方、松井博士は仙台に住む評判のよい医師で、昭和二十二年（一九四七）に名刺百枚を刷り九十六枚はすでに配られ、手元には四枚しか残っていなかった。九十六枚のうちの一枚が安田銀行荏原支店でつかわれたのである。しかし、松井博士は荏原支店の犯人ではなかった。松井名刺をつかった犯人をつきとめるには、博士と名刺交換した九十六名すべての人を洗い出せばよい。そう考えて居木井刑事は、松井名刺を追いかけることに執念をもやした。

松井博士は誰と名刺を交換したのかは覚えていないが、交換した相手の名刺はすべて保存してあったので、その名刺の人物を悉《ことごと》く追跡調査し、アリバイの有無、犯人の顔との類似点などを照合していった。

捜査線上に上り調査した人は何千人という数であったという。

その中に画家、平沢貞通がいたのである。松井博士は、北海道へ行く途中、青函《せいかん》連絡船で平沢と乗り合わせ、名刺を交換したことを覚えていた。

居木井刑事は、自腹を切って旅費を工面し、北海道小樽《おたる》市の平沢宅を訪れた。

会った瞬間、これはという刑事の直感が走ったという。事情聴取をすると、平沢も松井博士との出会いは連絡船の中であったといい、話は一致していた。しかも顔に二つのあざがあり、犯人に間違いないと確信し、興奮して本部に連絡したことを昨日の出来事のように、居木井検視官は話してくれた。

巡査部長はその後、警部補、警部と出世街道を歩み、検視官制度が施行されると、初代の検視官に抜擢《ばってき》され警視という位になっていたのである。こつこつと捜査を続け、大事件の解決の糸口をつくった大手柄が認められたのであろう。

しかし、冤罪《えんざい》であるとして、平沢死亡後の現在も論議が続いているのも事実である。

法医学の教科書には、青酸化合物による中毒死の場合、死斑《しはん》は鮮紅色であると書かれている。

第二次世界大戦中、アウシュビッツでユダヤ人がナチスドイツによって、大量虐殺された。

入浴と偽られ、全裸になって大きな部屋に誘導される。結果は密室内で青酸ガスを放出され、これを吸っての大量虐殺が行われた。

死斑は鮮紅色であった。

このように昔から、ヨーロッパ、アメリカなどでは青酸化合物を硫酸などの中に投入し、発生する青酸ガスを吸引させる死刑などがあって、鮮紅色の死斑は衆知の事実であった。

日本の法医学の教科書は、ドイツの本の飜訳が多かったから、青酸中毒の死斑は鮮紅色と、そのまま記載されていた。

ところが日本は青酸化合物を飲む経口摂取での死亡がほとんどであったから、死斑は暗赤褐色であった。

教科書は間違っているといわれていたので、私も疑問に思っていた。

監察医として青酸中毒の自殺や他殺を扱うことは多かったので、注意して観察をしていたが、やはり病死と同じように暗赤褐色であった。ときには首の周囲のほんの一部分の死斑だけが、鮮紅色になっていることはあった。なぜだろう。疑問はしばらく続いた。

それから四、五年経ったある日、メッキ工場で工員が顆粒《かりゅう》状の青酸カリを口に入れ、サイダーでこれを飲んで自殺したケースを検死に行った。背中に出現していた死斑は教科書どおり鮮紅色であった。

驚いた。なぜだ。

青酸化合物を経口摂取すると、青酸は強アルカリのため、口、食道、胃の粘膜は赤色にびらんする。同時に青酸は血中に吸収され、呼吸酵素をブロックするので、赤血球は酸素を取り込めず内窒息となって急死する。血液はシアン・ヘモグロビンのために一部赤味を帯びるが、全体として死斑は暗赤褐色である。

ところが、青酸化合物をサイダーで飲むと、胃に入った青酸はサイダーのアルカリに反応して、気化し気泡を発生する。胃から食道、口腔《こうくう》へと青酸ガスは逆行して放出される。その時、意識不明のまま大きく呼吸をしているから、発生した青酸ガスを気道に吸い込むことになって、いわば青酸ガス吸引による内窒息になったのではないか。理屈はともかく、死斑は鮮紅色になっていた。

吸引と経口摂取にこれだけの差があることを、はじめて知った。

このような体験を積んで、日本の教科書も青酸化合物による中毒死の死斑の色を正しく表現するようになってきた。

新宿駅青酸ガス事件　グリコ・森永事件

平成七年五月五日、午後七時四十分ごろ、混雑する営団地下鉄丸ノ内線新宿駅、公衆便所入口付近で、手さげの紙袋が二個燃え出した。すぐ消し止められたが、紙袋の中にはそれぞれ一・五ℓほどの水の入ったビニール袋が入っていた。

不審物として警視庁が押収して検査したところ、一つのビニール袋の中には青酸ナトリウムの水溶液が入っており、もう一つには硫酸が入っていたのである。もしも二つの袋が破れ、両方が混合すれば、青酸ガスが発生し、不特定多数の命が奪われる危険があったのである。

犯人はそれを見越して仕掛けたのであるが、幸いなことに未遂に終った。

のちにオウム真理教の仕業であることがわかり、驚いたが、何故にそのようなことをするのか、理解に苦しむ。

青酸をガス化して利用した犯罪は、これが日本では初めてであろう。

グリコ・森永事件も、青酸化合物をつかった脅迫事件であった。グリコの社長が銃を持った複数の男に、自宅から連れ出された。間もなく一味は身代金十億円と金塊百キロを要求してきた。三日後、社長は監禁された倉庫から無事自力で脱出した。その後グリコ製品に青酸ソーダを入れたと脅迫状が届き、店頭からグリコ製品は撤去された。

森永製菓にも同じような脅迫状が届き、警察には「かい人21面相」と名乗った挑戦状が送られてきた。

その他の食品会社にも次々と脅迫状が送り込まれ、それらの製品は直ちに店頭から撤去されたのである。これによる死亡者は出なかったが、食品業界はもちろん日本中が恐怖に陥った。

警察は不審な男のビデオテープを公開し、キツネ目の男の似顔絵までつくって、犯人を追ったが、平成六年（一九九四）三月二十一日、グリコ社長誘拐事件は時効となってしまった。犯人が逮捕されないと、同じような模倣犯が続発する。

世の中には被影響性の亢進《こうしん》というべき精神状態の人がいて、大事件が発生すると誘発されて血が騒ぎ出し悶々《もんもん》とした心の不満を爆発させようと、これを真似《まね》て実行してしまう。

だから有名人がとび降り自殺をすると、これに引きずられるように、次々と同じような自殺が増えてくる。事件が起きても、犯人が逮捕されるなどすれば、被影響性亢進状態にある人々には、これが抑止力となって働き、模倣犯はなくなってくる。

毒を薬に

メッキ工場の工員が工場でつかっている青酸化合物を、ごく少量舐《な》めてみた。ピリッときたので、つばを二、三回吐き出した。もちろんいたずらだったのだが、頭がすっきりした。頭痛持ちであったが、治ったので上手につかえば青酸も薬になると、同僚に話していた。危険だからやめるようにいわれたが、数週間後再び頭痛がしたので、同じことをやってしまった。彼はその場で卒倒、急死した。

警察の調べでわかったのだが、最初に彼が舐めた青酸は、空気中にながく放置された古い青酸化合物の粉末で、気化して青酸の効力は薄れていた。二度目のは数日前に入荷した新しい青酸化合物であったから、同じ量を舐めても効果は強烈で、死に至ったのであった。使い方によっては、毒も薬になる。しかし、毒によりけりである。

死後血液腐敗により青酸が作られる!?

彼女は二十九歳、キャバレーのホステスである。四年前、東北から上京しマンションで独り暮らしをしていた。浮いた話もなく、真面目《まじめ》に働いていた。ただ腎臓《じんぞう》が悪く、利尿剤を服用していたという。

四月上旬から無断欠勤していた。下旬になって、あまり長いこと姿を見せないし、連絡もとれないので同僚が心配して様子を見に、彼女のマンションを訪れた。管理人に鍵《かぎ》を開けてもらい、ドアチェーンをはずして入室すると、トイレでパジャマ姿のまま死亡していた。届けをうけた警察がすぐやってきた。鍵がかかり、ドアチェーンもかけてあり、室内に荒らされた様子はない。窓の鍵はすべてかかっていて、遺書はなく自殺の動機もない。密室状態での死亡であるから、他殺は考えられない。ただ腎臓疾患があって、医者にかかっていることがわかり、警察は病死との見方を強めていた。

それらの状況を踏まえ、監察医の検死が行われた。

和式トイレで用便中の姿勢で倒れていた。全身に中等度の腐敗がみられ、死体硬直は緩解していた。外傷はない。二週間前つまり四月上旬の死亡と推定された。しかし死因は不詳のため、行政解剖をすることになった。

翌日、監察医務院で解剖が行われた。腐敗が進行しているので、細かい所見はわからないが、ともかく死因になるような病変は見当たらない。解剖は終ったがはっきりした診断を下すことができないので、執刀医は薬化学検査データを待って判断すると、ご家族や警察に伝えた。

それから十日ほど経って、薬化学検査技師から執刀医に連絡が入った。青酸予備試験が陽性に出たというのである。そんな馬鹿な、用便中に青酸を服用し自殺するようなことは考えにくい。予備試験は青酸以外にも陽性に出ることがあるから、青酸確認試験をしてから考えることにしよう。それにしても、検査が遅すぎる。解剖が終ってすぐ検査を依頼したのだから、二、三日後には結果が出ていなければおかしいのではないかと、執刀医は検査技師に文句をつけた。

四月下旬から五月上旬にかけゴールデンウィークの連休で、仕事は遅れ気味になっていたのである。翌日、青酸確認試験陽性との報告があった。胃内容と血液から致死量の青酸化合物が検出されたのである。

すぐに監察医は、警察に死因は青酸中毒であることを電話で伝えた。

病死と判断していた警察はあわてた。

再捜査をしたところ、ドアチェーンは外側からもかけられることがわかった。また部屋には現金が数百円しかないことも判明し、殺された可能性も出てきたのである。

しかし、密室内で青酸化合物を飲まされるとすれば、そこに至るまでの間、接待したような跡があってもよさそうなのだが、他人が入ったような形跡はない。

自殺とすれば、彼女は青酸をどのようにして入手したのか。いずれにせよ、疑問は残った。

所轄警察は本庁の捜査一課の応援を求め、きびしい捜査をすすめていた。

二週間後、本庁の検視官と警察の担当刑事が執刀医をたずねて、監察医務院にやってきた。

先生には大変お世話になりましたが、殺人の可能性は消え、自殺の動機もないことがわかり、事件性はないという結論に達しました。

開口一番、検視官は執刀医にそう伝えた。

えっ!! 胃内容と血液中から青酸化合物が検出されているのだから、死因は青酸中毒ですよ。事件性がないとすれば、誤って青酸を飲んでしまったということでしょうか。

検視官はいいにくそうに続けた。独り暮らしの女性が、間違って青酸を飲むようなことも考えにくいので、専門家に照会したところ、東ドイツのフンボルト大学医学部法医学のプロコップ教授の発表した論文を入手することができました。それによると、血液を四度Cで一、二週間保存して置くと、血液が腐敗する過程で、細菌の働きによって青酸が作られることがある。実験によれば三十三例中十六例に青酸が検出されたとある。本件もプロコップ教授の実験とほぼ同じ条件下に、血液は保存されていたので、死後に青酸がつくられたものと、私どもは考えているのですがと説明し、論文のコピーを示したのである。

そういえばアルコールも、死後の腐敗によって産生されることが知られている。酒を飲まない嬰児《えいじ》死体においても、腐敗によってアルコールが検出されるので、その事実はわかっていた。理由は死後腐敗の際、細菌の作用でエタノール、メタノール、ブタノール、n－プロパノールなどが産生される。しかし当時はウイドマーク測定法で、アルコール成分全体として定量していたので、生前の飲酒によるものか、死後に発生したアルコールなのかの区別はできなかった。とくにn－プロパノールは生体内にはないので、死後の産生であることがわかる。ガスクロマトグラフィーという計器により、それらの分析が可能になり、区別できるようになったのである。

青酸もそうなのか。しかし、あの猛毒の青酸が死後産生されるとは、思いもよらぬことであった。

執刀医は呆然《ぼうぜん》として、

「そんなことってあるんですか」

データを見せられても、まだ信じられないのである。

「死因は青酸中毒ではなく、病死だというのですか」

馬鹿なことはいわないで欲しいと、執刀医は警察官に反発しようとしたが、こらえてあとは押しだまってしまった。

担当の警察官は、そんなわけで私どもは病死としてこの事件を処理することにしましたと、深々と一礼して帰っていった。

本当の死因はどっちなのかを、明確に識別する方法はない。

監察医は科学的データに基づいて、診断を下すので、捜査上事件性がないといっても、血液中から青酸反応が陽性に出た以上は、死因はあくまでも青酸中毒でしかない。

翌日の新聞には「『密室の怪死』は病死。青酸は死後、自然発生」と報道された。

この事件は警察の捜査と、監察医の死因が不一致のまま終結した珍しい例であり、あと味の悪い事件でもあった。

時効となったコーラ事件

昭和五十二年（一九七七）一月四日、東京は高輪《たかなわ》の路上で職人風の男が死亡していた。かたわらにコーラの瓶が転がり、中身が路上に流れ出ていた。検死をすると外傷はなく、状況から酔っぱらいの病死と思われた。死因をはっきりさせるため、監察医務院で行政解剖をすることになった。

腹部を切開し、胃を開くと粘膜は赤くびらんしていた。

「シェーンバイン」と監察医はマスク越しに声を出した。補佐は承知とばかりに試薬を用意し、胃の上でテストをすると、淡黄褐色の濾紙《ろし》は青色に変色した。執刀医は頭重を訴えていた。

青酸予備試験は陽性であった。胃を開けると、目には見えないが青酸ガスが放出され、解剖中のドクターは、これを吸引することになるので、頭が重い感じになる。軽い青酸ガス中毒を起こすのである。

病的変化はなく、男の死因は青酸ナトリウムの中毒死と決定した。身元がわかり、また現場の様子を総合すると自殺の状況はなかった。残る可能性は他殺か、不慮の中毒死のいずれかである。

翌日、同じ警察管内で高校生が、公衆電話ボックス内に放置された、コーラの瓶詰を拾って帰宅後、飲んだところ急死するという事件があった。とりあえず検事の指揮下で司法解剖をすることになった。結果はコーラに青酸ナトリウムを混入させた、いたずらとわかった。

路上で死亡していた職人風の男と同じように、コーラを飲んでの急死であることから、何者かの悪質ないたずらであろうと、大々的に報道された。

職人風の男は、検死の段階では病死が疑われた。しかし行政解剖を行ったところ、青酸ナトリウムによる中毒死であることが判明した。自殺か他殺か、不慮の中毒死かと警察の捜査は翻弄《ほんろう》されたが、倒れていた現場が高校生がコーラを拾った電話ボックスと近い距離にあり、状況も死因も同じであることから、同じ事件と判断されたのである。

警察の必死の捜査にも拘《かかわ》らず、平成四年一月四日、十五年目を迎えこの事件は時効となってしまった。

心ない者のいたずらのために、二名の犠牲者が出たのである。

やりきれない事件であった。

それにしても、コーラの瓶のふたを開け、その中に青酸ナトリウムを入れれば、青酸は炭酸に反応して気化し、大量の青酸ガスが泡となって噴き出すので、再び瓶に栓をするのはむずかしく、下手《へた》をすれば作業中に、自分自身が青酸ガスを吸う危険があったはずで、かなり知識のある犯人が仕掛けたように思えるのである。

連続する模倣犯

平成十年（一九九八）九月一日、長野県須坂《すざか》市のスーパーマーケットで、店長が冷蔵陳列棚を整理中、へこんだウーロン茶の缶を発見し、売物にはならないと除去。しばらくして飲もうと栓をあけ一口、口に含んだところ異様な味に気がつき、吐き出した。すぐに治療をうけ大事に至らなかったが、警察に届けられ検査の結果、青酸カリウムが混入していたことがわかった。

缶の底には直径五㎜程の穴が一つ開けられ、接着剤のようなものでふさがれていた。この穴から青酸カリウムが注入されたのであろう。

この事件の前、七月二十五日土曜日の夕方、和歌山市の夏祭りでカレー事件が起きている。この事件は、はじめ食中毒と騒がれたが、すぐに青酸中毒に変更された。しかし再度亜砒酸《あひさん》中毒と訂正された。

警察のあわてぶりもあったであろうが、本当は医師の誤診が事件を混乱させたのである。

こんな話がある。

ある公立病院の内科の外来で患者が診察室に入るなり、「風邪をひきました」と訴えた。ドクターは机に向かってカルテを書いていたが、手をとめてふりかえり患者を睨《にら》んで「風邪かどうかは、私が決める。生意気なことをいうな!!」と怒った。

話を聞いて、私は大笑いしてしまった。

そんな非常識な医者がいるのかと思ったからであったが、しかし本当の話だという。

人間としての資質を疑いたくなるような話である。これでは医者と患者の関係は終りである。そんな偏屈な人間は医者になるべきではない。

医学的には確かに患者を診察し、診断をくだして治療をするのが医者である。だからといって、そのままを言葉にして患者にぶっつけたのでは、人間失格である。

「そうですか、風邪をひかれましたか。いけませんね。診察してみましょう」となぜ言えないのか。若いときから先生といわれ、傲慢《ごうまん》になっていたためなのかもしれない。

医師には人一倍のやさしさ、温かさが必要なのである。

ただ医学の立場からいうならば、患者が何をいおうが、その言葉にまどわされることなく診察し、正しい診断をくだし治療をするのが医師の役目である。

和歌山の砒素《ひそ》入りカレー事件も、食べてすぐに腹痛や嘔吐《おうと》を起こしたから、食中毒という騒ぎになった。インタビューに応じた保健所の医師も、先入観から九九%食中毒であるとコメントした。これが事件をいっそう混乱させる結果になった。騒ぎがなんであろうと、周囲の言葉にまどわされることなく、医師として冷静に診察し、正しい判断をしていれば、的確な治療ができたであろうと、偏屈なドクターと合わせ考えさせられた。

日本中がこの砒素入りカレー事件で、もちきりになっていた最中の八月十日、今度は新潟でポットにアジ化ナトリウムを混入させ、出勤してきた人達が知らずにお茶を入れて飲み、十名が入院するという騒ぎが起きた。

あまりなじみのないこの薬品は、自動車のエアバッグ製造などに起爆剤としてつかわれたり、防腐剤、防かび剤、農薬の原料などにつかわれているという。無色の結晶で水に溶け、飲むと目まい、動悸《どうき》、腹痛、嘔吐、下痢、頭痛、卒倒、血圧低下などを起こし、二g以上服用すると死の危険があるようである。

しかし幸い命に別状はなかった。

続いて八月二十六日、東京でもやせ薬が中学生十九名に郵送され、一名が飲んで重症となる事件が発生した。消毒薬のクレゾールが小瓶に入っていたのである。模倣犯と考えられ、数日後には同級生の女の子が自首したので、この事件はすぐに解決した。

ところで九月一日の冒頭の話に戻るのだが、長野県のウーロン茶事件が起こったのである。

このニュースをテレビで観ていた地域の主婦が、八月三十一日の朝、夫（五十八歳）が缶入りウーロン茶を飲んだ直後に倒れ、救急車で病院に収容され、治療を受けたが間に合わず死亡したことに疑問をもった。医師は警察に変死届を出して、両者立会いのもとに検視が行われたが、普段血圧が高く治療中であったことなどから、解剖することもなく、死因は「急性心臓死」の病死ということになり、葬儀も終っていた。

〝缶入りウーロン茶〟？もしかするとうちの夫もと思って、捨てた空缶を探したところ見つかった。底を見ると報道されているように接着剤らしきもので穴がふさがれていた。九月三日になってその主婦は、この事実を警察に届け出たのである。

さっそく空缶の中を検査したところ、青酸反応が陽性に出た。遺体はすでに荼毘《だび》にふされ、灰になっていたので、これを飲んだかどうかは確認はできなかったが、幸いにも病院では死亡時に少量の血液を採取し、保存してあった。

血液から青酸が検出され、病死ではなく青酸カリウム中毒死であることが判明した。

夫は前日、須坂市のスーパーの冷蔵陳列棚から缶入りウーロン茶を取り出し、購入したことが判明。八月三十一日の朝これを飲み、急死したのである。

九月一日にスーパーの店長が被害にあった同じ冷蔵陳列棚であることから、この二つの事件は、同一犯の可能性が高いと判断され、目下捜査中であるが、誰が何のために、なぜ、そんなことをしたのかは、わかっていない。

しかし、和歌山の砒素カレー事件が大々的に報道されてから新潟、東京、長野、その他と次々に同じような事件が全国的に波及しつつある。また自作自演の毒入り事件まで発生する始末である。

大事件に誘発された模倣犯と考えられるので、影響されやすい人には、犯人が逮捕されれば、これが最大の抑止力になる。早期解決が望まれる。

五十八歳の夫は前夜、酒を飲みすぎて喉《のど》が渇いていたのであろう、朝起きて冷たいウーロン茶を一気に飲んだ。奥さんもからだによくないからと注意していたという。少しずつ飲んでいたならば、あるいは未然に防げたかもしれないと思うと、残念でならない。

それにしても監察医制度があれば、このケースは当然変死であり、警察官立会いで法医学の専門家である監察医の検死が行われたのである。監察医は死体をくまなく検死する。

普段血圧が高いので治療中であったというし、外傷はないので病死かもしれないと考える。しかし、どのような状況で発作が起こったのか、監察医はそのときの様子を立会いの警察官に尋ねる。朝食中に缶入りウーロン茶を飲んだことがわかれば、念のため飲食物を押収保存するよう指示したであろう。そして遺体は死因不明のために、行政解剖をすることになる。

解剖すれば胃粘膜のびらん、異臭に気付き青酸化合物による中毒死はすぐに発見できたと思われる。また同時に押収した飲食物の検査もでき、事件への対応はスピードを増していたはずである。

カプセル入り風邪薬に仕込まれた青酸

同じような事件はまだある。

風邪をひいたので、カプセル入りの売薬を飲んだ。間もなく気分が悪くなり、苦しみ出した。救急車で病院に収容されたが、間に合わなかった。

当然変死扱いになり、監察医の検死が行われ、さらに行政解剖が行われた。

青酸中毒死であった。

〝風邪薬に青酸混入、殺人事件〟

〝カプセル入り風邪薬に青酸混入〟

と騒がれたが、数日後真相がわかった。

老父が病苦で自殺をしようと、カプセル入り風邪薬の中身をぬきとり、その中に青酸を入れて、飲みやすいように準備したのであったが、そのときは決行せず薬箱の中に戻し、そのまま忘れていたという。老父の重大な過失のために、風邪をひいた息子は薬だと思って服用、死亡したのである。

類似の事件がある。

帰宅するなり、口から泡を噴き苦しみ出した。病院に収容されたときは、死亡の状態であった。

ドクターは心不全、病死と判断したが、苦悶《くもん》の中で、「だまされて薬をのまされた」といったという。

毒殺の疑いで司法解剖され、容疑者は逮捕されたが、否認のまま起訴された。生命保険金にからむ殺人被疑事件として、最高裁まで争ったが、結果は死刑であった。

青酸は即効性なのに、服用から苦悶発生まで十数分かかっているので、カプセルに青酸を入れたものではないかと疑われた。カプセルは胃に入って十分程で溶けるようにつくられているという。しかし真相はわからぬままに終っている。

「失楽園」と死体検案調書

昭和二十年(一九四五)十二月十六日、近衛文麿《このえふみまろ》はかねて用意していた青酸カリを服用して、覚悟の自殺をした。

昭和十二年から十六年までの間に二度にわたり、戦前の総理大臣として日本をリードしてきた人物である。

結果は第二次世界大戦となって、諸外国を敵に戦うことになった。

昭和二十年八月十五日、戦に敗れ、日本の帝国主義は終った。

連合国軍は、日本の指導者たちを戦争責任者として、きびしく裁くと発表した。

それから間もない日、近衛文麿は逮捕される前に自室において、死を選んだ。

また、戦争中総理大臣であった東条英機《とうじょうひでき》陸軍大将は、連合国軍が逮捕に来た際、自室でピストル自殺をはかったが、未遂に終り、A級戦争犯罪人として、絞首刑の判決をうけている。

歴史をふりかえっても、戦いに敗れた多くの武士たちは、割腹自殺をしている。

恥をさらして生きながらえるよりも、死が美徳とされていたからであろうか。死んで責任をとるというのか、責任をとって死ぬというべきなのか。日本では今なお、この手の自殺は絶えない。

不倫の果てに心中をした『失楽園』（渡辺淳一著、講談社）の主人公も同じであった。

晩秋のある日、講談社の編集者から、作家の渡辺淳一さんが、先生にお会いし、お聞きしたいことがあるので、是非時間をつくって欲しいと電話があった。

数日後ある料亭で、編集者を交えて三人で会うことになった。

渡辺さんとは初対面であったが、同じ医者であったから話題は多く、なぜ医者をやめてもの書きになったのか、ざっくばらんな話になった。

話がとぎれたとき、編集者がすかさず、ところで今話題の「失楽園」のことですがと言葉をはさんだ。

日本経済新聞に連載中で、サラリーマンの人気をさらっている不倫物語である。読んではいなかったが、話題作であることは知っていた。しめくくりに主人公の二人は、情交したまま、青酸カリを飲んで心中する場面を想定しているのだが、それが事実として可能であるのかというのであった。

渡辺さんは大学病院で、整形外科医を十年ばかりやってから、作家に転向したというので、人の死には立ち会われたであろうが、青酸カリの自殺などに遭遇したことはないはずである。

私は監察医時代、青酸化合物による自殺、他殺は数多く扱ってきた。

情交中の青酸カリ心中といわれて、すぐに思い出した事件がある。強烈な印象があったので、忘れてはいない。

重なって抱き合い、死んでも離れないようにと、二人のからだは腰ひもで三か所結んであった。旅館の和室で厚い掛布団がかかっていたから、その姿勢はくずれなかったのだろう。

二人には死体硬直が強く出現していた。

興奮さめやらぬまま、現場で二人の死体検案調書を書いたことを覚えている。

「えっ!!　死体検案調書って、なんですか」

編集者が質問した。

臨床医のカルテと同じようなもので、監察医は検死が終ると、死体所見をはじめ死因、死亡時間などを記録する。さらに、なぜ死に至ったのか死亡前後の状況など警察官の捜査によって判明した事実も、簡略に記載し、監察医が署名捺印《なついん》した公文書である。

立会官に二部渡し、監察医務院ではこれを永久保存している。

「その書類をお持ちですか」

すかさず、渡辺さんは聞いてきた。

公文書でプライバシーにかかわるものであるから、私が持っているはずはなく、また公開することもない秘密書類になっている、と説明すると、

「見たかったなあ!!」と残念そうな顔をした。本物ではなく、今ここで小説のストーリーを想定して、私が死体検案調書を書くことはできますよと慰めると、是非にとせがまれた。

メモ用紙に男と女の二人分の死体検案調書を書き、それぞれに死体所見なども記入した。すらすらと書き出したので、編集者は驚いていたが、私は過去三十年間、毎日のようにその仕事をやっていたので、どのような死亡例でも、死因の特徴を表現し、それらしき死体検案調書を書くのは、たやすいことであった。

さすがにプロですね。と感心していた。

それから間もなく、新聞の連載は終った。

不倫小説として大評判であったから、そのような関係にあるものを「失楽園」とか「失楽園症候群」などと代名詞にもつかわれ、流行語になっていた。

映画やテレビにもなり、講談社から出版された『失楽園』は大ベストセラーになった。

その最中、渡辺淳一さんから『失楽園』上・下二巻の単行本がサイン入りで送られてきた。すぐに下巻の終りのページを開いた。

数か月前に料亭で私が書いて渡辺さんに、参考までにとさし上げた死体検案調書を引用していた。「失楽園」の終りは「終章」と題し、主人公それぞれの死体検案調書で終っていた。実に見事にまとめ上げていた。

とりあえず、上巻から読むことにした。「失楽園」を読むのは、これがはじめてである。読んでさらに驚いた。初めから終りまで、セックスシーンのくりかえしである。

後日、ある出版社の編集者に会ったとき、『失楽園』の話がでた。すごい売れ行きで、映画の方も大ヒットしているという。

そこで私はいった。

私にセックスシーンを書かせたら、「あー、えがった」と二、三行で終ってしまうが、渡辺さんはさすがに作家だね。情緒豊かに不倫のセックスシーンを上・下二冊の本にしているものね。

しばらく笑いはとまらなかった。

青酸化合物が、何時《いつ》ごろどこから日本に入ってきたのかは知らないが、これにまつわる事件は多い。

そして、その一つひとつに人間模様が隠されている。

いずれにせよ、このような猛毒によって、人生の終焉《しゅうえん》を迎えることのないようにと、願うばかりである。

農薬

まさか、サリンだとは……

平成六年六月二十八日早朝、新聞記者からの電話で起こされた。二十七日午後十一時ごろ、松本市の住宅街で正体不明のガスが発生し、大勢の人々が中毒症状を起こし、死亡者も出ているという。

なにが原因なのか、という質問であった。

頭は半分眠っていたが、話を聞いているうちに、松本市内で異状事態が発生していることがわかって、完全に目は覚めた。

「亡くなった方の、死体所見わかりますか」と私はまず記者に問い返した。

「よくわかりませんが、生きている人は涙や鼻水が出て、視野が暗いといっているようです」

「それじゃ、死亡者の瞳孔《どうこう》は縮小していませんか」

私の質問の順序はどうも逆であるらしい。普通のドクターであれば、死んだ人の話など聞くことはない。生きている人の様子はどうなのかを聞く。ところが法医学を専門にしている私は、まず死体所見がどうなっているかを尋ねる。すべては死体所見から出発しているからで、やむをえないのである。

「たぶん、有機燐《りん》系農薬ですよ」と私は即座に答えた。

有機燐系農薬は副交感神経を強く刺激するので、心拍動は抑制され停止する。また瞳孔括約筋《かつやくきん》は収縮したまま死亡するのが特徴である。

一般的に死亡すると神経系の張緊はなくなり、ゆるむので瞳孔括約筋は弛緩《しかん》し、瞳孔は散大する。その他目立つものとして膀胱《ぼうこう》括約筋、肛門《こうもん》括約筋も弛緩するから、大小便を失禁することがある。

死亡の確認には、この散瞳が一つの目安になっている。ところが唯一、例外として、瞳孔が縮小したまま死亡するケースがある。これが有機燐系農薬なのである。小さく縮瞳した死体を見たならば、事件だと思ってまず間違いない。有機燐系農薬による自殺か他殺などが考えられるからである。

その後もテレビや報道関係者からの電話は続いた。

新聞には「謎《なぞ》の有毒ガス。七名死亡。有機燐系農薬か」などと大見出しで報道された。

私は不用になった農薬を大量に側溝などに捨て、処分したものが風にあおられて地域に霧散したのかもしれないなどと考えていた。

ところが七月四日の新聞には、神経ガス「サリン」という聞きなれない言葉が出てきたのである。

サリンとは、第二次世界大戦中ドイツが開発した、有機燐系の毒ガスであった。

神経はアセチルコリンという伝達物質によって、その興奮は伝えられるが、コリンエステラーゼという酵素により、アセチルコリンはすぐに分解される。ところが有機燐系の物質はコリンエステラーゼと強く結合するため、アセチルコリンは分解されないまま、体内に蓄積され、神経の伝達ができなくなる。

サリンはそのガスを吸っても、また接触した皮膚からでも生体内に吸収されて、副交感神経が刺激され、死に至る猛毒であった。

化学兵器として使用すれば、製造費も安く、大量殺人が可能であるため、安い原爆ともいわれ、きわめて危険な毒ガスであった。

あまりつかうことなく戦争に敗れたドイツには、大量のサリンがあったのである。この平和的利用法がないものかと、考えられたのが農薬であった。これを薄めて、薄めたものが有機燐系農薬で、戦後農作物につく害虫駆除のためつかわれたが、いかに薄めたとしても環境を悪化させ人体にも有害であることがわかって、使用は制限され、今は代替薬品がつかわれるようになってきている。

それから九か月後の平成七年三月二十日、東京の地下鉄車内で同じようにサリンが撒かれ、十二名が死亡、負傷者五千名という大事件が発生した。何者の仕業か。不特定松本の事件も未だ解決していないこの時期に、国民はおびえた。

多数の命を狙《ねら》う、意図は何か。

謎だらけの事件も、やがてオウム真理教の犯行であることがわかって、世界中は驚いたのである。

有機燐系農薬による事件は、数多く経験してきた。

パラチオン、スミチオン、マラソン、テップなどの名称で害虫駆除用に売られていた。しかし毒性の強い有機燐系農薬は、昭和四十五年に規制ができ、製造も使用もきびしく制限された。

監察医になりたてのころ、ある心中事件の検死に出向いた。

旅館の一室で若い男女が、腰ひもで手と手を結んで布団の中で死んでいた。遺書もあった。結婚を反対されたための、いわばありきたりの心中であったと記憶している。

「瞳孔が小さく縮小していますが」と立会いの刑事がいう。

死んだ人は瞳孔が散大しているのが普通である。警察官も多くの検視を経験して、ある程度の法医学的知識はもっていた。しかしこのケースは二人とも縮瞳したまま、死んでいるのはおかしいというのである。

なるほど小さく縮瞳していた。警察官も細かいところまでぬかりなく観察しているのである。

教科書にも書いてあるし、先輩から話を聞いていたので、有機燐系農薬であることはすぐにわかったが、実際に縮瞳した中毒死体を見たのは、これが初めてであった。

なぜこうなるのか、一応の説明をして検死は終った。

枕元《まくらもと》に空瓶があり、臭いを嗅《か》ぐとニンニク臭があって、前頭部が重い感じになった。軽い中毒症状になったのであろう。

状況も死因も明白であったから、解剖することなく、このケースは心中事件として終結させた。

ホリドール乳剤連続殺人

ある田舎町で起きた事件であった。

一軒屋で五十前後の女性が一人暮らしをしていた。そこを訪れた行商人らが一か月という短い期間に、次々と三名が死亡したのである。近くの医師に来てもらい、いずれも脳出血などという診断になっていた。

不審に思った警察は三人目のケースを捜査することにした。

一軒屋の女性は事情聴取にいとも簡単に自白した。有機燐系殺虫剤であるホリドール乳剤を食物に混ぜ、中毒死させた後、金銭を奪ってから医師に通報していたのである。奪った金額は合計しても一万数千円という少額であった。

往診した医師はどのような処置をし、どのように脳出血、病死という診断を下したのか。死亡の際、瞳孔の散大を確認したのか。そして、散大した瞳孔に懐中電灯の光を当てるなどして、対光反射を試みたのか。

生きていれば、まぶしいから瞳孔は縮小するが、死亡した人は光を当てても反応することなく、瞳孔は散大したままである。

ところがこのケースは、小さく縮瞳したまま死亡していたのであるから、何をかいわんやである。

一か月の間に三名が次々と、同じ家で同じ状況下で死亡したから、あやしまれたのだが、これが長期間にわたり、場所をかえて行われていたら、どうだったかと考えると、そら恐ろしい気持ちになる。

法医学を知らない医師の判断が、犠牲者を出してしまったことを思うと、監察医制度あるいはこれに類似の制度が、全国的に施行されなければならないと痛感する。

不審、不安のある死亡例は、医師法第二十一条（変死届）にのっとり、警察に届け出ることを徹底させ、また役場の戸籍係にもおかしな死因の死亡診断書のチェックができる程度の教育が必要である。とくに病死と変死の区別ができなければならない。

そして変死の場合には警察に届け、法医学の専門家が検死をする。死因がわからなければば、解明のため容易に行政解剖ができるシステムをつくらなければならない。

ブドウ酒殺人事件

昭和三十六年（一九六一）三月二十八日、三重県名張《なばり》市公民館で、あるグループの懇親会が開かれた。夜八時ごろ男性十二名は清酒、女性二十名はブドウ酒を湯飲み茶碗《ぢゃわん》につけいで乾杯。

その直後、女性十七名が苦しみだした。うち五名は死亡するという事件になった。三重県警は、三角関係のもつれによる犯行とみて三十四歳の男を逮捕した。

死亡者の中には容疑者の妻三十四歳と、愛人三十六歳も含まれていた。

容疑者ははじめ妻が自分と愛人の仲を嫉妬《しっと》しての犯行であると供述していたが、やがて浮気を責める妻と、絶縁を求める愛人を殺すため、ブドウ酒の王冠を歯で開け、竹筒の中に用意した有機燐系農薬「テップ」をすきを見て入れたと、犯行を認めた。

しかし、竹筒や農薬の瓶は見つからず、物証は王冠だけであった。

歯で開けたとされた王冠の傷跡の鑑定も、容疑者の歯型かどうか疑わしいとする鑑定人と、容疑者の歯型に間違いないとする鑑定人に分かれて、はっきりしなかった。

裁判は決め手なしとされて、三年半ぶりに一審は無罪となった。

ところが五年後、名古屋高裁は一審の無罪判決を破棄し、王冠の歯型は被告のものと認定し、その他の証拠を総合しても被告の犯行に間違いないと、死刑を言い渡した。事件から八年半経っていた。

しかし被告は控訴し、結論は最高裁にもつれ込んだ。

十一年目の昭和四十七年六月十五日、最高裁は二審の死刑判決を支持し、上告棄却の判決をくだし、被告の死刑が確定したのであった。

事件が起こるたびに、なぜ、どうしてこのような殺人という最悪の結果になってしまうのか。もう少し心に余裕をもって考えることができるならば、よりベターな選択肢もあったのではないのか、とくやまれてならない。

除草剤殺人事件

また、農薬といってもパラコート（商品名グモキソン）は除草剤系で、経口致死量は五gといわれている。これを服用すると胃腸障害、肝腎《じん》機能障害を生じ、呼吸困難、肺浮腫《はいふしゅ》、肺線維症などを起こし、一〜二週間苦しみ続けて死亡する。

昭和六十年（一九八五）七月から九月にかけ、ドリンク剤の自動販売機の取出口にパラコート入りのドリンク剤が放置され、知らずにこれを飲み死亡したり、あるいは治療して回復した事件が、日本の各地で相次いで発生した。

　このような犯罪が報道されると、真似《まね》をする模倣犯が必ずいるものだ。その中にはおもしろ半分でやっている者もいるだろう。しかし、最悪の場合には被害者は命を落とすこともある。

　自分の命が大切であると同様に、他人の命もその人にとってはかけがえのない大事なものである。

　一度しかない人生。命の尊さを再認識して欲しい。

睡眠剤

自殺

昭和四十年代（一九六五）ごろまでは睡眠剤服用による若者の自殺は、実に多かった。春先や秋口に多いのも若者の自殺の特徴である。

当時は薬屋で誰でも自由に必要なだけ購入できたし、意識不明で眠っている間に死ねる、この安易さがうけ睡眠剤による自殺は、あとを絶たなかった。

また都内では、都市ガスを放出、吸入しての自殺も多かった。当時は石炭ガスであったため、生ガスを吸っただけで、一酸化炭素中毒死になったのである。しかし都市ガスは徐々に、天然ガスに切りかわり、これを吸入しても中毒死することはなくなった。そのため、これによる自殺は急激に減少した。

同時に、野放し状態で売られていた睡眠剤も医師の処方箋《しょほうせん》がないと入手できないように制限されたので、睡眠剤中毒による自殺も激減していった。

これらの変革は効果的であったが、しかし自殺者が減ったわけではない。自殺の手段は昔ながらの首吊《つ》り（縊《い》死）に変わり、あるいは都内ではビルからの飛び降り、電車にとび込むなど、社会情勢の変化に伴って変わっていったのである。

悲しい事件

寝たきりの重症身体障害者をもった老夫婦がいた。結婚してすぐその子が生まれ、三十五年間母親はその子の世話に明け暮れていた。下《しも》の世話から食事の世話まで、母親のつきっきりの介護がなければ、その子は生きられない。七十近い父親は開業医で忙しい日を送っていた。

老い先短い父親は、考えあぐねた末に苦渋の決断をしたのである。

息子は父親の言葉と行動を見て、これから自分ら親子はどうなるのか、わかっていたようである。おとなしくなされるままにしていたという。父親は息子にエーテルをかがせ、意識不明にした上、絞殺したのである。

少しでも苦痛を与えないようにと、医師として親としてそれなりの手順を踏んでいる。父親はすぐに、多量の睡眠剤を服用し、息子のかたわらに横になった。しかし帰宅した妻に発見され、一命をとりとめたのである。

老夫婦は警察に自首して出た。

妻は結婚して、この子が生まれて以来、長い歳月子供の世話に没頭し、自分の時間が全くない生活を送ってきた。夫として見るに見かねての決行であった。

私とこの子がいなければ、妻は残された短い時間であろうが、自分の自由時間として生きることができるであろう。

妻を愛し、子を愛するが故の父と子の無理心中であったのだ。

裁判の結果は、心神喪失と判断され、無罪となった。

子を殺したことには違いはないのだが、この事件には愛があり、ヒューマニズムがあふれて、涙が止まらなかった。

同じ父親の子殺しでも、自分本意でわがまま勝手で命の尊さなど微塵《みじん》も感じられない事件もある。

遊興費欲しさに、事件に巻き込まれたように偽装して、妻子を殺し、生命保険金を詐取しようとしたり、あるいはまた、結婚したい女性ができたために、妻に別れ話をもちかけたが拒否され、口論の末妻子を殺害するなどの事件は許せない。

四十代前半の男性であった。

布団に横たわって、日本舞踊のいでたちで袴《はかま》を着用し、枕元《まくらもと》には扇子と遺書があり、一枚の女性の写真がそえてある。

睡眠剤を多量に服用しての、自殺であった。

男は踊りの師匠で、女はその弟子である。若く見えるが実は男よりも二十も年上で、強力な後援者であった。男は独身であったが、女には家庭があり、会社を経営するなど、実業家でもあった。しかし自然のなりゆきで、二人は深い関係に入っていたのである。ところが女性は膵臓癌《すいぞうがん》になり、手当てをうけたが手遅れの状態で、半年後に他界してしまった。男はなげき悲しんだあげく、初七日の夜、あとを追って自殺したのである。

小説のような話であったが、検死の現場で一応のなりゆきがわかって、あらためて女性の写真を見て驚いた。

知っている人であった。

学生時代、近所に住む世話好きなおばさんで、時々さし入れなどをいただいたその人であった。

生と死を医学的にのみ分析してきた自分にとって、愛とか恋とか深く考えたことはなかった。しかし、この事実を目のあたりにしたとき、男と女の間には命を超えるような、何か激しいものが感じられ、私はたじろぐばかりであった。

睡眠剤は一般には経口服用するものである。致死量は一〇gといわれ、一錠〇・一gが普通だから、百錠のまないと致死量に達しない。

自殺するにしても、四、五錠ずつ水と一緒に睡眠剤はのまなければならないから、のみ終ったときには、胃は水と薬で膨満している。そのため、嘔吐《おうと》して死ねないケースも多々あった。

犯罪としては、飲みものにまぜて眠らせ、無抵抗にしたあと、物を盗んだり、絞殺するようなケースはあったが、はじめから睡眠剤を他殺の手段に用いるような事件はなかった。

マリリン・モンローの死

マリリン・モンローは、不審の死をとげたため、解剖されたが結果は睡眠剤中毒の自殺と判断されている。

しかし、ケネディ大統領やその弟のロバート・ケネディ司法長官との交際もあり、政治がらみで彼女の死には、いろいろな憶測がとび、他殺と考える説まであって、調べてみると興味はつきない。

反ケネディ派は大統領に彼女を近づけ、スキャンダルをつくり上げて、失脚を計画した。大統領側近はそのことに気付き、モンローを遠ざけた。しかしモンローは、急に態度が冷たくなった大統領に、私と会わないならば、知っているすべてをばらすといい出した。

反ケネディ派は、自分達の陰謀がモンローの口から暴露されることを恐れ、殺害を計画したというのである。

反ケネディ派はマフィアをつかって、睡眠剤でぐっすり眠っていたモンローの寝室に侵入させ、肛門《こうもん》から坐薬《ざやく》を挿入した。抱水クロラールやその他の睡眠剤を調合した特製の坐薬であった。

モンロー自身が経口服用した睡眠剤に、坐薬として挿入された睡眠剤が加わって、その量は致死量を越え、死に至ったと、他殺説を唱える人々は推理しているのである。解剖しても坐薬は腸の中で溶け、血中に吸収されているので追加投与された事実はわからない。ともかく血中から致死量の睡眠剤が検出されたのは事実である。

睡眠剤中毒のほとんどは自殺であり、他殺は考えにくいので、坐薬を追加投与して殺したとすれば、実に巧妙な完全犯罪といわざるをえない。

本当に自殺なのだろうか

そういえば、私の体験事例の中にも、似たような不審死があった。

結婚して一〇年、子供がなかった。夫に愛人ができ、夫婦の仲は冷えきっていた。妻は不眠を訴え、ノイローゼ気味になっていた。

睡眠剤を常用していた。そんなある日、睡眠剤を多量に服用し、酒のみ死亡してしまった。枕元に死を讃美《さんび》するような詩が置かれてあった、と夫はいう。便箋《びんせん》に書かれた詩は彼女の自筆であった。

解剖所見にも肺の鬱血《うっけつ》、水腫《すいしゅ》が著明であり、血中に中等量のアルコールと、多量の睡眠剤が検出され、枕元の詩は遺書として扱われた。

結局、睡眠剤中毒による自殺として処理された。三十年も前の事件であったが、疑えば不審に思える点はある。

詩は、初恋に破れた独身時代、詩集の中から便箋に書きとどめた一節ではなかったのか。それが夫の目にとまり、遺書のように利用されたのではないのか。睡眠剤を服用し、そのあと飲んだ酒やビールにも、溶かされた睡眠剤が多量に仕込まれていたとすれば、飲酒によって薬物の効果は倍加され、他殺も可能である。

結果は遺書があったし、睡眠剤による他殺はありえないと考えられ、自殺という判断になったのだが、疑えばそれなりに疑問が残る。

考えすぎなのかもしれないが、モンローの不審死を思うと、不安を感ずるのである。

一酸化炭素

練炭・豆炭中毒とガス自殺

戦後の物資不足の時代には、台所を中心に盛んに練炭や豆炭がつかわれた。燃焼時に多くの一酸化炭素が発生し、これによる中毒事故が多かった。

練炭コンロは煙が出ないので、部屋の中で、炊飯や暖房に好んでつかわれた。さらに豆炭は、コタツやアンカにも使用され、掛布団にもぐり込むようにして暖をとりながら、眠ってしまうと、知らぬ間に頭痛や吐気を覚え、強い一酸化炭素中毒になることがあった。

また東京には都市ガスが普及していたが、当時のガスは石炭ガスであったから、生ガスを吸うと血液の赤血球のヘモグロビンに一酸化炭素が強く結合して、酸素との結合が阻害され、体内での組織呼吸ができず、内窒息状態で死亡する。これが一酸化炭素中毒死である。

家庭内でガス栓をひねっただけで、中毒死するので、これによる自殺は多かった。またガスのゴム管がはずれ事故死するケースもあったのである。

そのうちに都市ガスは徐々に天然ガスに切りかわり、メタン、プロパンなどが主体となってこれを吸引しても中毒死することはなくなってきた。そのことを知らずにガスを放出しての自殺は続いたが、死ねずに失敗するケースが多かった。また死亡したケースは、放出したガスが空気より重いため、床面に溜《たま》って軽い空気が上に押し上げられ、横になって寝ている本人は酸素欠乏になって、窒息死するというもので、空気の流通の少ない小さな部屋などでの自殺に限られた。夜など入室者が部屋の電気をつけると、充満したガスにスイッチの火花が引火して、大爆発を起こし火事になるケースが相次いだため、この手段は急激に減少していった。

一方ガスやプロパンによる家庭での風呂《ふろ》も普及してきたが、浴室はいずれも小さい密室で、換気孔《こう》なども十分ではなかったので、点火すればたちまち浴室内は酸素欠乏になって、ガスは不完全燃焼し知らずに入浴して中毒死したり、あるいは意識を失って浴槽内に溺没《できぼつ》する事故が増えたのである。また煙突があっても、ガス風呂は煙や煤《すす》が出ないので、煙突を屋外に出さず浴室内にとどめているケースもあって、多くの犠牲者が出た。そのようなことで、風呂場も徐々に改良され現在のような安全な浴室になってきたのである。

検死に出向き、危険性を指摘する一方、いたましい光景を何度も目にしたことがある。当事者がガス中毒になったことに気付いて、元栓を止めようと手を伸ばしたり、窓を開けよう、あるいは室外に脱出しようとした姿勢のまま、こと切れているのを見た。異状に気が付いたときには、からだは思うように動かない。一酸化炭素中毒は知覚神経よりも運動神経に強く作用するのだろうか。

その他、自動車の排気ガスをホースで車内に引き入れて自殺するケース、あるいは心中事件などもあった。

また一酸化炭素中毒による他殺は、少ないけれど数例経験している。ドリンク剤などに睡眠剤を混ぜてのませ、眠り込んだ枕元《まくらもと》にガスのゴムホースを持ってきて、生ガスを放出し自殺に見せかけて殺害した事件。あるいは酔って入浴中、ガスの不完全燃焼で中毒死したように見せかけた事例もあった。しかしいずれも数か月前に多額の生命保険が掛けられているなど、警察のきびしい追及に事実は明らかになっている。

ホテル・ニュージャパン大火災

昭和五十七年（一九八二）二月八日。朝食をとりながらニュースを見ようとテレビのスイッチをつけると、いきなり火災の映像が飛び込んできた。赤坂のホテル・ニュージャパンの火災であった。九階客室から出火し、黒煙と炎が窓から噴き出していた。窓枠の外側に人が避難し、助けを求めている様子も映し出されている。消火も救助もおぼつかない。

生中継の映像にしばし、釘《くぎ》づけになってしまった。しかし次の瞬間、犠牲者が出ているに違いない。そう思うとこうしてはいられない。早く役所に出向いて、検死の態勢を組まなければならないと、食事もそこそこに家を出た。

出勤するなり警視庁の検視官と電話で打ち合わせた。十数名の犠牲者が出ているようであった。

すぐ緊急検死班を編成しなければならない。通常都内の検死は、一日平均二十五体前後である。検死は五班（監察医、補佐、運転手の三名一組で一班）、解剖は三班（監察医一名、解剖助手一名、補佐二名計四名一組で一班）編成で対応している。年中無休の交代制勤務である。

今日は、その他に火災事故のために特別の検死班を組織しなければならない。当日出勤予定の監察医だけではとても特別検死班は組めない。休みを取っている監察医や非常勤監察医に連絡して、手伝ってもらうことにした。

態勢をととのえて、監察医務院を出発したのが午前十時ごろであった。

火災現場に近い芝の増上寺に検死のキャンプを張ることになった。

間もなく警察が遺体を搬入してきた。

大勢の死者が出た場合には、身元など皆目わからないから、搬入された順にとりあえず番号札をつけ、身元が確認されるまでは一切ナンバーで識別することにしているのである。

その後、鑑識係がそのままの姿をまずカメラに納め、次いで裸にしてまた写真を撮る。個人の特徴や外傷あるいは火傷《やけど》など、死体所見はすべて写真に記録され、さらに指紋をとったり、歯牙《しが》の状態、手術痕《こん》などもメモしておく。このような警察の鑑識作業が終ると、立会官がやってきて、大変お待たせいたしました、検死をお願いいたしますという手順になる。

監察医の出番が回ってきたのは、午後の一時をすぎていた。

その日は三二名の検死が行われた。

初めの一〇名ぐらいは、とび降り外傷で「頭蓋骨骨折《とうがいこつ》、脳挫傷《ざしょう》」「肋骨骨折《ろっこつ》、胸腔内臓《きょうくう》器損傷」などが死因となっていた。熱くてたまらず窓から逃げ出さざるをえない。しかし八階、九階であったから、墜落死してしまった。

次に運び込まれた一〇名ぐらいのご遺体は、逃げ遅れたのだろう。充満した煙を吸っての一酸化炭素中毒で、死斑《しはん》は鮮紅色を呈していた。またからだの処々に火傷を負っていた。

残る九名の遺体は、全身が炭のようにまっ黒に焼けこげた焼死体であった。

朝テレビを少し見ただけで、その後の火災はどうなったのかはわからないが、検死をしているだけで、現場の様子が手にとるようにわかってくる。

最初に検死をした三分の一の人々は、火災の中で炎や熱風にあおられて逃げ場がない。窓から外へ逃げざるをえない。とび出したが八階、九階だったから墜落外傷で死亡した。

次の三分の一の人達は、まっ暗闇《くらやみ》の廊下を手さぐりで逃げているうちに、煙にまかれて一酸化炭素中毒で死亡した。

最後の三分の一の方々は、出火の部屋近くで睡眠中に煙を吸い一酸化炭素中毒のまま、焼死したと思われるのである。

午後の四時すぎには三十二体、全部の検死が終った。

検死の現場には東京地方検察庁の検事さんと警視庁の検視官が立ち会っていた。その時である。検事さんが私のところへ、つかつかとやって来て、

「先生。私はこの中から犯人を特定しなければならないのですが、指名して欲しい」といわれたのである。

なんのことか、意味がよくわからなかったので、

「えっ!! なんですか」と聞きかえすと、

「出火の原因は寝たばこが考えられるので、その犯人を特定したいのです」というのであった。

「わかりました。そういうことであれば、ここからここまで九体、まっ黒こげになったご遺体があります。この中に犯人はいると思います。検事さんの指揮で大学で司法解剖されたらいかがでしょうか。その際、血中アルコール濃度の検査をお忘れなく指示してください。たぶん泥酔者が発見されると思いますよ」

検事さんは納得し、

「わかりました。ありがとうございます」

といって、あわただしく警察官に指示しはじめた。

それまでかたわらにだまって立っていた検視官が、遠慮がちに私に話しかけてきた。

「先生。この女性だけ監察医務院で行政解剖をしていただけませんか」

と番号札のナンバーを私に告げたのである。

「なぜ解剖するの？」

私は問い返した。

「死因は火傷なのか、煙を吸った一酸化炭素中毒なのか。区別して欲しいのです」

死体を見ると顔と胸の皮膚が赤くなった火傷と、水疱《すいほう》を形成した火傷、それに水疱が破れ充血して赤くなった真皮を露出した火傷が、ところどころ散在しているだけで、とても火傷が死因とは思えない。

死斑は鮮紅色で、一酸化炭素中毒の特徴を示していたので、これは解剖しなくても死因は一酸化炭素中毒に間違いないからと、私は解剖の必要性を否定した。

検視官と私のやりとりに、仕事を終えた若い監察医や補佐らは、なりゆきを気にして周りに集まってきた。

遺体を前にして、私はさらに死体所見について、細かく自分の見解を検視官にのべたのである。若い監察医の教育もかねて、説明には熱が入った。

顔から前上胸部にかけての体表面は、熱のために皮膚は発赤し、第一度の火傷になっている。とくに顔面は水疱が破れて発赤した真皮が露出している。これらの発赤は、生きているときに熱に反応して、毛細血管が充血したために赤くなったもので、生活反応のある火傷である。

しかし、胸より下方の腹部や下肢に見られる火傷には、発赤はなくところどころで表皮が剝離《はくり》して真皮が露出しているが、毛細血管の充血はなく、淡黄色の皮下脂肪がすけて見えるだけで、生活反応のない死後の火傷である。

「もう一つ、この遺体には重要な所見が隠されているが、わかりますか」

隣にいた若い監察医に、私は声をかけた。

「えっ!!」

と彼は笑顔を見せながら、後ずさりをした。

顔には水疱形成した第二度の火傷があるのに、頭髪は焼け落ちていない。この不思議。見落としてはならない所見の一つである。

毛髪は熱にはめっぽう強いのである。といだ米の上に毛髪二、三本を置き、ほかほかご飯を炊き上げても、毛髪は微動だにせずご飯の上にのっている。熱には強いのだが、炎には弱い。毛髪にライターを近づければ、たちどころにちりちりと焼けこげてしまう。

この死体所見から、死亡前後の状況を考察するならば、彼女はまっ暗闇の廊下を立って、手さぐり状態で退避中、煙を吸って一酸化炭素中毒になり廊下に倒れた。仰臥位《ぎょうがい》で倒れている彼女の上を、頭部の方から下肢にかけ煙や炎が通過していった。顔から前上胸部にかけては生活反応のある火傷で、そこまでは彼女は生きていた。しかしそれ以後は死亡してしまったために、腹部や下肢の火傷には生活反応はない。

炎や煙の通過方向を、はっきりと読み取れる。しかも、顔には火傷があるにも拘《かかわ》らず、頭髪は焼けていない。この現象は床面をなめるように、炎や煙はこなかったからである。

そこまで話すと、若い監察医や補佐らもあとの説明は、いわずもがなでわかったようであったが、私はあえて言葉をつづけた。

彼女が床面に倒れている五〇㎝か一m上を炎や煙は通過しているからで、顔は熱によって火傷をしても、頭髪には炎はかからず熱だけであったから、焼け落ちることはなかったのである。ビル火災のような場合には、低い姿勢をとり、タオルなどでマスクをしながら逃げれば、助かる可能性は高いといえる。

ところが彼女の場合は、現場がまっ暗闇で煙は見えなかったから、煙の中に頭をつっ込み、立って手さぐりで逃げていたからたまらない。たちまち一酸化炭素中毒を起こして、意識を失い倒れてしまったのである。

死体は見事に、事故の現状を物語ってくれていた。

そこまで読みとれれば、監察医として一人前である。

説明が終ると、若い監察医は何度もうなずき、勉強になりましたと一言つぶやいた。

検視官も私の分析に納得したようであった。

しかし、もう一つ解剖して欲しい理由があるのですと、検視官は言葉をつづけた。

彼女が倒れていた現場のかたわらに、ハンドバッグが落ちていた。その中から台湾国籍のパスポートが出てきて、妊娠三か月と記入されている。本当に彼女であるのか否か、識別をして欲しいというのである。

「えっ!! 妊娠中?」

見直したが外部所見から、妊娠中か否かはわからない。

それじゃ個人識別をかね、死因を明確にするという意味で、行政解剖をすることにしましょうかという話になった。

翌朝、監察医務院で検視官立会いのもと、私が執刀することになった。

解剖を始めようとしていたとき、耳を疑いたくなるような大事件がとび込んできた。

二月九日、午前八時四十五分ごろ日本航空機が羽田沖に墜落したというのである。多くの死者が出ているものと予想された。

現場は相当に混乱しているだろう。検死が行われる時間は午後になるだろうと判断しながら、警視庁刑事部鑑識課の検視官と打合せを行った。

前日のホテル火災時に編成した検死班を少し組みかえて、午後からの出勤に備えるよう指示して、解剖室に入った。

予定時刻より約三十分遅れたが、早めに解剖を終え、午後からの日航機墜落事故に対応しようと思った。

からだの中央を前頸部《ぜんけいぶ》から下腹部まで、一直線にメスが入り解剖は始まった。気管の入口である喉頭部《こうとうぶ》や食道には唾液《だえき》に混じって、煤《すす》がのみ込まれていた。胃に内容物はなく空腹時を思わせ、午前三時半ごろの出火とあるから状況と一致している。また胃の入口である噴門部の粘膜には唾液に混じった煤が嚥下《えんげ》され、さらに気管を開けるとまっ黒い煤が気管粘膜全般に吸引付着し、火災の中で生きていた証拠が揃《そろ》っていた。血液は鮮紅色で一見して一酸化炭素中毒とわかった。

化学検査をすると一酸化炭素ヘモグロビンは七〇%で、死因は煙を吸ったための一酸化炭素中毒と決まった。

さらに解剖はすすめられ、腹腔《ふくくう》をみると下腹部にソフトボールぐらいに赤く膨れた子宮が見えてきた。取り出して子宮を切開すると、中に胎盤がありその裏側には卵膜に被われ羊水の中に、赤ちゃんの姿が見えてきた。検査すると胎生四か月半をすぎた、男の子であることがわかった。

台湾国籍のパスポートの女性に間違いはなかった。その他の臓器に病変はなく、解剖は終了した。

からだは相当疲労しているはずであったが、精神的緊張のためか、疲れを感じていなかった。

昼食もそこそこに、われわれは羽田に向かって出発した。

二四名死亡。一四七名負傷という大惨事になっていたのである。

それから二日後、監察医務院はホテルの火災事件と日航機墜落事故の処理に追われていた。そのさなか、台湾から、ホテルの火災で亡くなられたご遺族が大挙して日本にやってきて、警察に苦情を訴えていた。われわれ遺族の承諾なしに勝手に解剖をしたのはけしからん、賠償金を支払えというのである。

警察は刑事訴訟法第二二五条に基づいて、裁判官に鑑定処分許可状をもらっての、司法解剖で、この場合はだれの過失によって火災が発生したのか、原因究明のため法的手順を踏んでの解剖であり、とくにご遺族の承諾なしに解剖をやったとしても、違法にはならないことを説明して、やっと納得してもらった。

ところが、このケースは監察医の判断で行う行政解剖であるから、遺族らは医務院にやってきた。受付で、おまえはけしからんと叱《しか》られた。死体解剖保存法第八条による行政解剖も、家族の承諾をえてやらねばならないという法律にはなっていない。監察医の判断で解剖はいやおうなしにできるのである。しかし行政官である私達は、そんな無理な解剖はしたことはない。解剖が必要な場合には、ご遺族の方々にこのケースは、これこれの理由で解剖しなければならないことを説明し、納得ずくで解剖をしているのである。

しかしこの場合は、死因が火傷《やけど》か煙を吸った一酸化炭素中毒かの区別に加え、パスポートの女性か否か個人識別をかねての解剖だから、皆さんにおことわりする以前の問題で、止むを得なかったと説明をしたが、わかってもらえなかった。

そこで私は、奥の手をつかった。

私が解剖した診断書には、お母さんと赤ちゃんの二人が死亡しています。もしも検死だけであるならば、お母さん一人しか死んでいることになっていません。ですから私の解剖した診断書をもって、損害賠償請求をするならば、皆さんは二人分の請求をすることができるのです。

「どちらの診断書が欲しいのですか」

と問いかけると、

「先生ので結構です」

とあっけなく話は決着した。

この話を通して、私がいいたいことは、その子も私達も同じ人間であるということである。

命は受胎の瞬間から命であり、人間なのである。

私は医者になって、法医学を専攻した。

法医学は死者の側に立った医学である。だから不倫をして子供ができたから、堕してしまおうなどと、安易な考えにはなれないのである。

今の日本ほど、命を軽視した時代はないように思う。命の原点に立ちかえって、その尊さを見直さなければならない時だと思うのである。

トリカブト

沖縄トリカブト事件

沖縄でおかしな事件が起きたらしい。しかも死亡してから丸一年も経って、事件は明るみに出たのである。元気な三十三歳の女性が沖縄を旅行中、突然発作を起こし病院に収容され蘇生《そせい》術を施行されたが、意識不明のまま回復することなく死亡したというものであった。

旅行者でしかも初診の患者でもあり、どのような病歴のある人かもわからないので、ドクターはおそらく病気の発作と考えたのだろう。短い診療時間内の死亡であったから、病名を特定することはできなかった。

死亡直前の状態は、意識不明となり、呼吸も荒く、心拍動も不整微弱になるので脳出血でも心筋梗塞《こうそく》でも、その他の病気でもあるいは青酸を薄めて飲まされたとしても、ほぼ同じ症状を呈して死亡するから、いかに名医であろうとも病名を区別し、特定することは困難なのである。安易に急性心不全などという診断を下しても、医師法に抵触することはないが、医師法第二十一条（変死届）にのっとり、警察に変死届をするのがベターである。

病院に到着したとき患者はほぼ死亡状態であったが、蘇生術を施行した。しかし反応することなく死亡したので、ドクターは警察に変死届を出したのである。

結果として、このドクターの判断が事件発覚の端緒となったのである。

沖縄県には監察医制度はないが、警察に変死届をすれば法医学の専門家による検死が受けられ、検死によっても死因がわからなければ、ドクターの判断で行政解剖ができる監察医制度類似のシステムができていたのである。

そこで琉球《りゅうきゅう》大学医学部法医学教室のドクターが、警察官立会いで検死をすることになった。

死体の外表には外傷はない。病死のようであるが、病名を特定できるような所見なども見当たらないので、行政解剖をして死因を明確にすることになった。

監察医制度のない地域で、変死体を解剖する場合は、殺人などの犯罪死体に限られる。司法検察官の指揮によって、大学の法医学教室のドクターなどに司法解剖が嘱託される。そこで解剖される死体は、裁判の証拠になるもので、くわしく記録することが要求される。そこで執刀医は、解剖所見に基づいて外傷の程度、凶器とその用法、毒物の存在、死因その他について詳細な鑑定書を作成し、裁判所に提出する。後日法廷でこの鑑定書をめぐって検察側と弁護側が論争し、刑が決められる。これが司法解剖の流れである。

したがって大学のドクターは、殺人事件などしか解剖していないのが現状である。

しかし、本件の場合は殺人などの犯罪死体ではないが、元気な女性の突然死であり、考えれば不審不安のある死に方である。このような変死者の死因を究明し、不安を取り除く制度が行政解剖である。

解剖の結果は死因となるようなはっきりした病的変化はなかったが、心臓の栄養血管である冠状動脈に硬化があるので、とりあえず解剖終了時点の肉眼診断は、心筋梗塞とした。警察は事件ではないことに安堵《あんど》した。

監察医制度のある東京都の場合には、行政解剖が終ってから三、四週間後に、解剖時採取した諸臓器の病理組織標本が、検査技師によって作成され、執刀医に届けられる。ドクターは顕微鏡下で諸臓器のミクロの病変の有無を検索する。同時に血液や胃内容、尿などは薬化学検査技師によって、分析が行われ、データは執刀医に提出される。監察医は解剖時の肉眼所見と組織検査、化学データなどを併せて死因を検討し、解剖終了日から約一か月後ぐらいに、最終診断を下すことになる。

さらに監察医は、東京都の衛生局長と東京地方検察庁検事正宛《あて》に、解剖報告書を作成し提出する。このような手順で、行政解剖したケースは終結する。

なぜこのような面倒な過程を踏むのかといえば、ものいわずして突然死された人々の人権を、十分に擁護するためなのである。

話を元に戻すが、本件は解剖が終ったばかりで、一応病死と判断されたが、組織検査や薬化学検査が終ったわけではない。

ところが数日経って、警察の捜査が進むにつれ、大変なことがわかってきた。事件性はないと思われていたが、実は五年という短い期間に、三人の妻が次々と死亡していたのである。

最初の妻は、昭和五十六年（一九八一）七月二十日、発作を起こし病院に収容され、治療を受けたが死亡した。急性心不全と診断されている。

二番目の妻は、昭和六十年（一九八五）九月二十九日夜、具合が悪い、胸苦しいというので救急車で病院に入院したが、翌日死亡してしまった。急性心不全であった。この時、妻の死亡によって、夫は一千万円の保険金を手にしている。

今回が三番目の妻である。昭和六十一年（一九八六）五月二十日、沖縄を旅行中夫と別れ友人と石垣島に行き、ホテルで突然発作を起こした。病院に収容されたが意識はなく、心停止状態であったが蘇生術を行った。しかし回復することなく死亡したというものである。彼女にはなんと一億八千五百万円の保険が掛けられていた。

一連の流れを疑えば、限りなくあやしい。警察が緊張するのも無理からぬことであった。一番目、二番目の妻のケースはいずれも心不全、病死という診断書によって葬られている。古い話だし、物証もないのにとやかくいうのは慎まなければならない。

とりあえず、三番目のケースの真相解明が先決であった。

知り合って半年で結婚。一か月後に妻に高額の生命保険を掛け、それから二か月後の五月十九日、夫婦で沖縄旅行に出発。翌二十日妻は急死したのである。行政解剖が行われたが、六月三十日警察は状況その他に疑惑があるとして、司法解剖と同じように執刀医に鑑定書の作成を嘱託した。

執刀医は毒物の検査にのり出したが、従来の検査方法では毒物らしきものは検出できなかった。そこで東北大学薬学部の毒物の専門家に相談し、検査を依頼したのである。症状や死亡までの経過から、ある毒物の可能性が高いと判断され、秘《ひそ》かに検査が行われていた。それから九か月後、遂にアコニチンという毒物の検出に成功した。

アコニチンはモルヒネやコカインと同じアルカロイド系の毒物で、致死量は二、三mgである。中枢神経が侵され、酩酊《めいてい》状態を呈し皮膚や胃が焼けつくような感じになり、呼吸困難から、痙攣《けいれん》を起こし窒息急死する。

検出しにくい毒物であった。

一方保険金の受取人である夫は、心筋梗塞の病死であると、総額一億八千五百万円の支払いを要求していたが、拒まれていたため保険会社を相手に支払いを求める民事裁判を起こし、平成二年(一九九〇)二月に勝訴していた。

しかしその年の十月十一日、控訴審で鑑定証人として法廷に立った執刀医は、東北大学の分析の結果をもとに、死因は心筋梗塞ではなく「トリカブト」中毒であったと爆弾発言をしたのであった。

妻に高額の保険を掛け、病死のように見せかけての、トリカブト毒殺事件として大きく報道された。

形勢は一気に逆転したのである。

久しく忘れ去られていた毒物の再登場に世間はびっくりした。

アコニチンはトリカブトという植物の根に含まれる猛毒である。

異状な経過をたどったこの事件は、連日新聞やテレビをにぎわし続けた。

相前後するように、昭和六十二年（一九八七）八月に、東京は上野の中華料理店主が、送られてきたくず餅《もち》を食べ死亡するという事件が発生した。トリカブトが混入されていたのである。

トリカブトは昔から使われていた毒で、アイヌは矢じりにこれを塗って、熊を射ていたといい、江戸時代には暗殺に使われ、時代劇や小説などにもこの毒は登場している。

しかし近年いつの間にか、青酸や農薬にとってかわられ、忘れられた存在になっていた。

さらに被害者の血液を精密検査したところ、新たにテトロドトキシンが検出されたのである。

フグ毒である。

この毒はフグの卵巣や肝臓、その他の内臓などに含まれ、食後三十分ぐらいから悪心《おしん》、嘔吐《おうと》、口唇《こうしん》のしびれ、言語不明瞭《ふめいりょう》など知覚麻痺《まひ》が現われ、やがて運動失調、呼吸筋の麻痺などを起こして死亡する猛毒である。

またテトロドトキシンは、アコニチンと同様検出しにくい毒の一つでもあった。

ゴミ箱をあさったホームレスがフグの毒に……

私が監察医になりたての昭和三十四年（一九五九）ごろには、今でいうホームレスの人達が公園などで二、三人集まり、火を囲んで酒盛りをしているのを見かけた。翌早朝、火の消えた焚火《たきび》の周りで三人が倒れ死亡しているような事件が、しばしば発生した。検死、解剖をしてみると三名とも血中アルコール濃度が高い上、胃の中に淡黄色をした魚の卵がたくさん入っている。その他に死因となるような病変はないので、毒物を考えすぐに薬化学検査技師に、生物試験を依頼した。

胃内容物を抽出し、マウスの胃に注入したり、腹腔《ふくくう》内に注射すると間もなく痙攣を起こして死亡すれば、フグ毒と判断する。これが従来行われていた生物試験である。当時はそれ以外にフグ毒を特定する検査方法がなかった。しかし最近はガスクロマトグラフィーによる分析ができるようになった。

生物試験で陽性との結果が出て、胃内の卵の様相と合わせ、フグの卵巣に含まれるテトロドトキシンであると判断した。保健所に連絡すると同時に警察にも通報し、入手経路など捜査状況を聞くと、彼らは繁華街の料理屋のゴミ箱から、食べ物などをあさり食べているという。ちょうどフグの季節になったので、料亭では毒のある卵巣や内臓は除去して、ゴミ箱へ捨てていることがわかった。これであった。

フグを料理する人は免許制になっていて、テトロドトキシンの含まれる部分の除去は教わるのだろうが、除去した内臓などをどのように処分するかについての規制はなかったのだろうか。

そんなケースを二、三経験しているうちに、フグ中毒はなくなった。行政指導が徹底したのであろう。

小学生時代私は北海道の積丹《しやこたん》で育った。日本海に面した漁村であったから、浜辺にはニシン、タラ、イカなどが天日に干されている。カラスがいたずらをしている。季節によってはフグの白身も干されるが、いたずらずきのカラスでさえもフグには手を出さない。本能的に毒があることを知っているのだろうか。

それはともかく、この沖縄の事件はトリカブトとフグ毒を混合使用したことが明らかになった。いずれも毒作用は強力で、単独で使用しても殺害は可能であるのに、なぜ両方を混合使用する必要があったのか。死を確実にしたかったためなのだろうか。

それにしても、毒を服用したと思われる時間から死亡までに、二時間以上かかっているので、発症を遅らせ犯行をごまかすために、毒をカプセルなどに封入し、服用させるなどの工作をしたのではないか、という疑問も浮上してきた。

またおもしろいことに、二種類の毒物を混合して使用すると、毒力は倍加されると思いきや、双方の薬物が抑制しあい、発症が遅れるという実験結果もある。さらにアコニチンもテトロドトキシンも検出しにくい毒物である。そんなことまで知ったうえでの犯行なのであろうか。

切ったり刺したりは、一対一の対峙《たいじ》となるが、毒物は仕掛けておけば凶器は独り歩きをするので、目撃されることもなく、また立証もむずかしいから、きわめて巧妙な殺人方法でもある。専門家というものは深い読みをしがちであるが、事件が解決し真相がわかると、犯人は意外や知識などなく、行きあたりばったりの行動をしていることが多いのである。

平成六年（一九九四）九月二十二日、東京地裁はこの保険金殺人事件について、無罪を主張していた夫に対し周到、綿密に準備した計画的犯行で冷酷、残忍、非情この上なく、生涯をかけて罪を償わせるほかはない、と無期懲役を言い渡した。

毒を見分ける銀釵《ぎんかんざし》

その昔、砒素《ひそ》や鴆酒《ちんしゅ》あるいは附子《ぶす》などが、毒殺に使われていたが、検出法はなかったから、毒物の種類などは問題ではなく、毒殺か病死かの区別が主であった。

『洗冤録《せんえんろく》』（世界最古の中国の法医学書）によれば、中毒死の場合には口、眼は開いていることが多く、顔色は暗紫色及び青色で、口唇は暗黒色で、手足の爪《つめ》も暗青色になる。つまりチアノーゼを呈しているというのであろう。さらに口、眼、耳、鼻から出血があり、甚だしい場合には全身が腫脹《しゅちょう》し、黒色である。あるいは水疱《すいほう》を生じていることもある。そして血液が腐敗し、顔面ばかりではなく全身が暗紫色になるなどと記載されている。

また中毒死体の骨を検骨すると、頭蓋骨《とうがいこつ》と下半身の骨は、暗黒色あるいは黄白色のことがあり、歯根骨も同様である。これは中毒の程度、中毒の経過時間、中毒者の老若なども影響するので、一概に論ずることはできない。しかし胸骨と十指の末節骨が暗青色、暗黒色の場合には中毒以外はありえないなどと、まことしやかに書かれている。

毒を検査する場合、金の針を口の中に入れ、取り出して白くなった場合は、水銀による中毒と判定できる。その他の毒は皁角水《そうかくすい》で洗った銀釵（純銀製の細棒）を死体の口の中に挿入し、紙で口をしっかり塞《ふさ》ぐ。ややおいてこれを取り出し、銀釵が青黒色になっていたら、もう一度皁角水で洗ってみる。しかし消退しない場合は中毒死である。中毒でなければ、その色は鮮やかな白色を呈している。あるいはまた、中毒死でなくても汚物があると銀釵は黒色となる。しかし洗うとその色は消える。まことに中毒の場合には何回洗っても青黒色で、鮮白色にはならない。

また別の方法として、ご飯を死体の口のなかに入れ、しばらくして取り出し、鶏に喰《く》わせ死亡すれば中毒と判定するなど、つまり生物試験の記載まである。現代でも同じようなテストは行われている。服用後しばらく生存して死亡した場合には、毒は口から腸へ移送されているから銀釵試験は肛門《こうもん》で行えばよい。死後に毒を口腔《こうくう》内に入れ、中毒死に見せかけた場合には、皮膚や筋肉、骨は黄色を呈しているので、区別は可能であるとしている。一二四七年ごろの中国で出版された、世界最古の法医学書といわれる『洗冤録』は、日本の鎌倉時代の著書であるから、現代の知識をもってすれば、記述は幼稚で非科学的で、あやまりは多く賛成できない点は多いが、後進の教育のためにと書物に記録した実績は、高く評価されるべきである。

覚醒剤

妄想による突発的な事件

東京は下町の繁華街の路上で、白昼すれ違いざまに通行人を次々と、柳刃包丁で切りつけるという、恐ろしい事件が起こった。

犯人は女性を人質に近くの中華料理店に立てこもったが、七時間後に逮捕された。このとき幼児を含め、四人が刺殺されている。犯人は二十九歳、無職の男であった。ベビーカーを押して歩いていた若い母親は、血だらけの刃物を持って小走りに近づいてくる男を見て、咄嗟《とっさ》にベビーカーで寝ているわが子を、被い隠すように上半身でカバーした。しかし男は母の背中に刃物を突き刺していったのである。

検死して驚いた。刺創は母の側胸部を通りぬけ、子供にも達し、母子とも死亡していたのである。いろいろな事件を経験してきたが、こんなむごい検死ははじめてであった。

調べによると犯人はもともと粗暴な性格で、寿司《すし》屋に勤めたが刃物を振り回すなどしてクビになり、店を転々としたが長くは勤まらず、そのうちに就職を申し込んでも採用されなくなってしまった。当日もある店で不採用となり、カーッとなりながら商店街を歩いているうちに、突然凶行に及んだのである。

覚醒剤の常用者であった。

人々はすべて自分を攻撃してくる。そんな妄想があって、それならば襲われる前に、自分から打って出ようと、持っていた柳刃包丁で通行人を次々と殺傷したのである。

覚醒剤の常用によって、被害妄想が強くなっての犯行のようである。

戦後、国内で流行したヒロポンと同じで、眠気ざましに用いられたが、そのうちに気分は高揚し、壮快になり疲労感がなくなるなどで、濫用するうちに習慣性、依存症になってくる。そうなると精神状態も不安定になり幻視、幻聴、幻覚などの妄想や自己遊離感などが出現し、精神分裂病にも似た症状を呈してくる。さらに妄想が強くなると突発的に傷害、殺人などの行動に出ることがある。

一年半後男は、無期懲役の判決をうけている。

薬物依存による凶行となれば、なんのかかわりもない通行人であった被害者の方々は、いったいなんであったのか。やりきれない事件であった。

大阪少女幻覚殺人

同じような事件が大阪でも起きている。

十七歳の少女が女子トイレで、中年の女性の背中を包丁で刺し、警察に自首した。

少女は十五歳のころから覚醒剤を常用し、補導歴があった。しかしその後、誰かに追われているという強迫観念、幻覚妄想が続いていた。そのうちに、人を殺せば刑務所に入れるし、精神不安も落ち着くだろうと考えるようになった。

事件当日、刺身包丁を買い地下の商店街に行き、決行しやすい場所はないかと物色した。女子トイレの洗面所で、化粧中であれば背後からたやすく刺せると考えて機会を狙《ねら》っていたのである。

妄想にかられて行ったとすれば、自覚のない犯行であるから、精神鑑定の結果心神喪失あるいは耗弱《こうじゃく》と判断され、刑法第三十九条により、喪失者の行為はこれを罰せず、耗弱者の行為は刑を減軽するとあるので、罰は軽くなる。

被害者の立場からすれば、なんともやりきれない話である。

覚醒剤に限らず、薬物依存は肉体のみならず、精神状態をも異常にしてしまう恐ろしさがひそみ、個人だけではなく、社会的にも害悪をもたらす危険がある。

弱い心に入り込む罠《わな》なのである。

決してはまってはならない。

アルコール

酒に強い人、弱い人

飲み方によっては薬になり、度を越せば毒になる。そんな飲みものが酒である。わかっているのだが、好きな人はやめられず連日飲みつづけて、アルコール依存症になってしまう。

これは親ゆずりの体質に由来している。細胞のなかのミトコンドリアが、アセトアルデヒド脱水素酵素をつくり出している。この酵素の働きが強い人と弱い人が、遺伝によって生まれたときからきまっている。

飲んだアルコールは肝臓でアセトアルデヒド脱水素酵素の働きによって、アルデヒドに分解される。酵素活性の弱い人は、それ以上の分解ができないから、血中にアルデヒドが出回り、顔が紅潮し、心拍動が激しくなり、嘔吐《おうと》したりする。いわゆる酔いの症状が出現する。こういう人に無理に多量の飲酒をさせると、大量のアルデヒドが血中に出回り、急性アルコール中毒症から心不全を起こし、急死する。ところが酵素活性の強い人は、アルコールを肝臓でアルデヒドに分解したあと、さらに酢酸と水に分解してしまうので、酔わない。そのうちに酒のうまさがわかって、連日多量の飲酒をつづけていると、脂肪肝から肝線維症となり、やがて治ることのない肝硬変になって、食道静脈瘤《じょうみゃくりゅう》破裂などを起こし、吐血急死することになる。

飲酒は自分の体質を知ったうえで、適量飲んだらそれ以上は飲まないという大原則を守らなければならない。

しかしながら、一気飲みをはじめ酒がらみの事故死は多い。いたましい事例がある。

四歳の幼女が、冷蔵庫にあったジンフィーズ約二〇〇mlをのみ、ふらふらしているのを帰宅した母親が発見。治療をしたが昏睡《こんすい》をつづけ、二十一時間後に死亡した。

また、五歳の女児が茶簞笥《ちゃだんす》の上のミニ洋酒を、次々にふたを開けて飲み（約三〇〇mlと思われる）意識不明になって倒れているのを家人が発見。入院治療をしたが十時間後に死亡した。

飲みものとして家庭の中にあるものが、このようなことになると致命的になってしまうというのも、酒ならではのことである。

「死体は語る」泥酔転落死亡事件

午前零時ごろ梯子酒《はしござけ》でかなり酔い、川沿いの国道の右側の歩道をよろめきながら帰宅中の男があった。

川は北から南へと流れ、男の家は南寄りの海に近い方向にあった。市の中心街を少しはずれたところで、街灯はなく現場は暗かった。前方右側には橋がかかっていて、右折し橋を渡れば住宅街になる。男の家は少し先なので、橋を渡らずたもとを南に向かって歩いていった。

翌早朝。帰宅しない夫に気付いた妻は、家族ぐるみで夫の帰宅道筋を中心に探していたところ、橋の近くの川面にうつ伏せに浮いている夫を発見した。すぐ救急車が来たが、死亡後かなり時間が経っているようで、変死として警察が捜査することになった。

状況から、酔って帰宅中あやまって川に転落し、溺死《できし》したと思われた。警察医の検死の結果も、鼻口部から泡沫液を洩《も》らし、溺死と診断されていた。

左顔面、左手関節、左肩甲上面、右膝蓋部《みぎしつがいぶ》などに擦過打撲傷があるが、いずれも軽傷であった。後頭下穿刺《せんし》によって採取された脳脊髄液《のうせきずい》は、水様透明で頭蓋内に脳出血などの異常はなかった。さらにこの髄液でアルコールの検査をしたところ、二・二五mg／ml検出され、かなり酔っていたことがわかった。

しかし、解剖はしていない。

当然のことながら、落ちた場所が問題になった。

現場検証をすると、国道沿いの橋の南側角の部分の欄干《らんかん》が約二・五mにわたって損壊し、欠除していたのである。一週間程前に、トラックが欄干の角に当たったが、人身事故ではなかったので、運転手は警察に届けずそのまま行ってしまった。

欄干が壊れたことを警察も、市役所も知らないから、注意の立て札も防護柵《さく》もなく、そのままの状態で放置されていたのである。

ここから落ちたと警察は判断した。

奥さんは、壊れた欄干を放置したための事故であるからと、管理責任のある市を訴えた。

警察は二週間後、欄干を壊して逃げたトラックを見つけ、運転手を逮捕した。

裁判では、川に落ちた場所が問題になっていた。

市側は、なぜ橋の角の欄干の壊れた場所が転落場所と限定できるのか。川沿いの国道の歩道わきには、八〇cm位の防護柵があるが、これは簡単に跨《また》げる高さだし、さらに酔っているならば、川に落ちる場所は他にもたくさんあるはずだ、と主張した。

奥さん側の弁護人から、私に電話が入った。

死体所見から、落ちた場所の特定が可能であるか否かの質問であった。電話のやりとりだけでは返事のしようがないので、資料などを拝見し検討することになった。

数日後、たくさんの資料をかかえて弁護士さんと奥さんが上京してきた。

法医学者は、ご当地にもいるでしょう。なぜ私に相談をもちかけたのか、と聞くと弁護士さんは、先生の著書『死体は語る』を読んで、死体所見を丹念に観察すると、死亡前後の状況を死体が語り出すとあったからだといい、奥さんからはテレビによく出ておられるので、先生のことは知っていたといわれてしまった。

期待に応《こた》えられればよいがと思いつつ、説明を聞いていた。

橋のたもと南側の角の欄干は約二・五mにわたって欠損し、大きな石材やコンクリートブロックなど壊れた欄干部分が、約三m下の川底に不規則に散乱した写真もあった。

壊れた欄干の半分は国道に面し、路面の縁石は破損しないで残っていた。あとの半分は橋にかかる欄干で、ここには縁石はない。

また橋から三五〜九〇cm離れたところに水道管橋が、橋と平行して設置されていた。川のところどころに橋脚があり、その上を直径八〇cm位の太い水道管が通っている。

酔って歩いてきて、たとえば縁石につまずいて川に落ちたとすれば、水道管橋は約三五〜四〇cm位のところに位置しているから、からだは前傾姿勢をとり、両手は反射的にやや前上方にあげ広げて、かばい手をとり転倒していくから、川に落ちる前に、近い位置にある水道管あるいは水道管橋台に、両手や顔が接触し、そこにかなりの擦過打撲傷が形成される可能性が高い。あるいは橋台に下顎部《かがくぶ》があたって外傷が生じていても、おかしくない。

また縁石のない場所から転落したと考えると、前に出した左足の下には地面はなく、川面だから、前のめりに落下転倒していったと考えられる。その際、本人の前方約八五cmのところに水道管と水道管橋台がある。両手を反射的に前上方にあげ広げ、いわゆるかばい手の姿勢をとりながら、左手首を水道管橋台の前上縁に接触すればそこに擦過傷ができるだろう。次いで左肩中部上面が水道管橋台の前面にあたって擦過打撲傷を形成する。同時に左前額外側部を水道管橋台で打撲し、こぶができた。そのとき、右手は水道管に接触して前のめりの力は弱められ、からだは左足を先に川面に向かって降下していたので、前のめりの力は落下の方向に変わった。そのため左顔面外側が水道管橋台の右側面に接触し、擦過傷ができた。さらに落下の際、右膝蓋部は屈曲して橋のヘリに接触し、擦過傷を形成した。

そう考えると、転落時に形成された外傷と障害物との関係を矛盾なく説明することができ、縁石のある場所ではなく、縁石のないところからであることが、はっきりとわかってくる。

弁護士さんは明解な解説に感謝しながら、そのご意見を鑑定書として、書いていただけませんかという話に進展させてきた。

私が長いことやってきた監察医の仕事は、死体をじっくり観察し、外傷はどのようにして形成されたのかを、現場と対比して考察するのが本務であったから、断わる理由は何もない。

わかりました。やってみましょうと、引き受けることになった。

それから半年後、民事裁判の法廷に鑑定証人として呼び出された。

驚いたことに、転落場所をめぐって国と市が、責任のなすり合いをしていたのである。

国道は国、橋は市の管理下にあるので、橋の角の部分は国側と市側の接点にある。どこから転落したのか、その地点によって、賠償金などを含めたすべての責任を負わなければならない。それでもめていたのである。

私の考えは、転落中に水道管と水道管橋台との接触が重要なポイントであり、しかも縁石のない場所からの転落が、死体所見に一致すると判断していたので、市側の反論が私に向けられていたのである。

橋の南側角の破損した欄干以外の場所でも、転落する場所はいくらでもあるではないか。そして川は流れがあるから、別の場所から流れてきたとも考えられると、懸命に反論してきた。

しかし私は、橋と水道管橋が接近して、平行に通っている場所からの転落でないと、本人に見られる外傷は生じない。国道沿いの防護柵をのり越えて、川に落ちた単純な溺死ではないことを力説した。川の流れによって、別の場所から漂流してきたとしても、本人に見られる外傷を考えれば、その川筋にここと同じ条件、つまり橋と近接、平行して水道管橋が通る場所がなければ、死体の漂流は考えられない。そのような場所が、ここ以外にあるのでしょうか。

私の主張に市側の弁護人は、言葉がつまってしまった。

酔っていなければ、そして欄干が壊れていなければ、この事件はなかったのである。それにしても、国と市の責任問題などは後にして、被害者の補償を優先させて欲しいものだ。

自殺か？　他殺か？

昭和五十一年（一九七六）と五十二年の二年間に、東京都二十三区内で飲酒がらみの変死について調査したことがある。

男一六〇七例、女一二八例もあった。そのうち、最も多かったのが病死で六四％を占め、肝硬変、食道静脈瘤《じょうみゃくりゅう》破裂による出血、脂肪肝、心臓疾患、脳血管疾患などである。次いで二六％は災害死であった。酔って階段から転落したり、路上転倒、川や海に落ちるなどがあり、酔って吐物を吸引したり、誤嚥《ごえん》しての窒息などもあった。その次が自殺で七％、これはアルコール依存症がほとんどで、一日中酒びたりの生活と無収入という悪循環から抜け出したいと願いながらも、果たせずに自殺の道をたどってしまうケースが多かった。残る三％が他殺で、酒に酔っての喧嘩《けんか》であった。

職業別に見ると無職が最も多く、次いでサラリーマン、販売業、建設労働者、工員などの順であった。無職者が多いのは、アルコール依存症がひどくなり、職業をもっていても結局働けなくなって、無職になっていくからである。酒好きのサラリーマンは、よほど自分をコントロールしないと、アルコール依存症の予備軍になってしまう危険性がある。

また女性の場合は、家庭内の問題を抱えているケースが多く、職業婦人よりも専業主婦が圧倒的に多く、八一％を占め、ホステスなど水商売の女性は五％と少なかった。

アルコール依存症になる原因は、夫の浮気や子供の教育の問題など家庭内の悩みが多く、ストレスのはけ口を酒に求める結果であろうと思われる。一度常習飲酒におちいると、主婦の場合は歯止めがきかず、また金がなくても電話一本で酒は取り寄せられるから、家庭は崩壊してしまう。

男は職業をもっているから、酔って職場に出て行けば、上司に叱《しか》られる。二、三日飲まずに働くがどうしてもやめられず、再び飲み出す。そのくりかえしで十年ぐらいかかって肝硬変になっていく。ところが女は、男の半分の五年ぐらいで肝硬変ができあがってしまう。歯止めがきかず、スピード・アップしているのである。

このような酒がらみの変死は、皮肉にも経済と文化の発展とともに、増加しているのである。

ここに保険金がらみの事件を一つ紹介しよう。

ある貿易商が事業に失敗し、多額の負債を抱えていた。ロスアンゼルスのホテルに一人で泊まった。夜十一時すぎに入浴し、ガウン姿のまま四階のバルコニーに出て、ウィスキーを飲んでいた。

「バシッ」と異様な音がした。

一階にいたガードマンが駆け寄ったが、ガウン姿の男は応答なく、ホテルの従業員も数名やってきたが間に合わなかった。四階のバルコニーから転落したのであった。高さは一三mあった。

ロスの警察と検死官が検視をした。

大の字の仰臥位《ぎようがい》に、からだの軸は建物に対しやや左斜の位置をとり、足は建物に近い方にあり約二m離れ、頭は遠位にあって倒れていた。外傷の大半は右半身にあった。

さらに両大腿部《だいたいぶ》背面には擦過打撲傷があり、暗赤褐色の皮下出血を形成している。左大腿部背面をよく観察すると、その中央部はからだの軸に平行して長さ二〇cm、幅三cmにわたって蒼白《そうはく》になっていた。その辺縁は暗赤褐色に強度な皮下出血を生じている。

ロスの検死局（東京の監察医務院に相当する行政機関）で行政解剖が行われた。

心臓右心房裂傷、右側胸部多発性肋骨《ろつこつ》骨折、右肺下葉裂傷、同胸腔《きようくう》内出血二〇〇ml、横隔膜破裂、右骨盤骨折、第六、第七頸椎《けいつい》骨折、第一、二腰椎骨折などがあり、頭部は右頭頂部頭皮下出血、右硬膜下出血などがあって、死因は墜落による心臓破裂とされていた。

両大腿部背面の擦過打撲傷は足から頭部方向に加えられた外力による擦過と判断され、

本人は飲酒酩酊《めいてい》して、部屋を背にしてバルコニーの手すりに腰かけ、外を向いた姿勢で、両脚の背面を手すりに強く擦過しながら、転落したのであろう。転落の原因は自己過失かあるいはてんかんなどの病的発作の可能性もあり、また自殺あるいは他殺の可能性も考えられるが、転落の原因を確定することはできないという結論であった。

男には日本の保険会社数社に、合計三億円に近い保険が掛けられていた。受取人である妻は保険会社に支払いを求めたが、転落の原因がはっきりしないので、支払いを拒まれ裁判になった。

国立大学医学部法医学教室の教授が、ロスの検死官の解剖記録や、ロス警察の捜査報告書などを参考に、転落の原因を鑑定していた。

それによれば、てんかん発作を生じバルコニーの手すり（高さ一〇九㎝）を越えて、転落するとは考えにくい。また酔っていたとはいえ自己過失か自殺か他殺かは、決めかねるとしている。ただし両大腿部背面に形成された暗赤褐色を呈する擦過打撲傷は、足から頭に向かっているので、バルコニーの手すりに接触、擦過しながら落下したものと推定されるが、もしそうだとすれば、手すりに本人の皮膚組織や血痕《けっこん》などが付着しているはずであるが、そのデータは見当たらないと疑問を投げかけて鑑定は終っている。

裁判はそれらの意見を総合し、本人は酒に酔ってバルコニーの手すりに腰かけ、あやまって転落した可能性が高いと判断され、保険会社は支払いを命じられた。

ある日、保険会社の顧問弁護士さんから相談を受けた。

しかし、私の出る幕ではないと断わった。ロスアンゼルスの検死官と、日本の国立大学の法医学の教授が鑑定し、ほぼ意見が一致しているならば、もはや疑問の余地はない。そう思ったからである。

弁護士さんは、男は事業不振で負債をかかえ、直前の多額の保険加入など、状況から自己過失とは考えにくいと、現場の写真などを示しながら熱の入った説明を展開しはじめた。

コンクリート地面にパンツ一枚で横たわった事故直後の写真があった。

私はその写真に釘《くぎ》づけになってしまった。

ガウンはめくれて下半身は裸になり、右側を下にして倒れている。両大腿部背面に暗赤褐色の皮下出血がある。

「なんだ。〝辺縁性出血〟じゃないか」

墜転落外傷の典型的所見が見られたのである。

ロスの検死官や日本の法医学の教授が、これを手すりに腰かけ転落した際に擦過したと考えていることに、驚いてしまった。

いかに専門家とはいえ、実際に多くの墜転落の検死をしたことがなければ、辺縁性出血はわからない。

東京で監察医を五、六年やっていれば、あらゆる変死体の検死・解剖を体験するので、わかるであろうが、監察医制度のない地方では無理かもしれない。

監察医は死体の損傷を観察し、その外傷はどのような外力によって形成されたのかを推理するのが仕事なので、死体所見の読みは熟達している。

高所から墜転落した際、四肢が平坦で硬いコンクリート床面のような場所にたたきつけられると、骨は床面に向かって強く打ちつけられるので、骨と床面の間にある軟部組織内(筋肉、皮下組織、皮膚など)の血液は、骨の辺縁に押しやられそこに出血する。したがって骨の部分は蒼白に、骨の周辺は暗褐色の筋肉内出血や皮下出血を形成する。一見すると、骨に一致した部分は蒼白で、辺縁が暗赤褐色に出血し、骨の形が蒼白に浮き彫りにされるのである。

これが辺縁性出血で、墜転落の特徴的所見といわれるものである。

同じ擦過打撲傷を見て、手すりでの擦過と理解するか、辺縁性出血と解釈するか。経験の差を目のあたりに見せつけられ、弁護士さんは驚いていた。

先生の説明で、素人である私にもよくわかりました、といいながら、次の言葉をつづけた。

「この辺縁性出血は、自己過失によるものか、自殺によるものかを、区別することができますか」

「少し考えさせてください。資料を拝見しながら、検討してみましょう」

乗りかけた舟、断わるわけにはいかなくなってしまった。
手すりに腰かけ転落したとするならば、本人の体重で手すりに大腿部背面が擦過される、しかしその程度でこのような強い皮下出血が形成されるはずはない。そして手すりからずり落ちた場合には、建物の外壁に沿ってすれすれに足から着地するので、両足踵部《りょうそくしょうぶ》や足関節の骨折を生じ、尻《しり》もちをつくので骨盤骨折、脊椎《せきつい》の圧迫骨折などがあり、建物に背をもたれるように寄りかかるか、建物に接近したところに仰臥位に倒れるだろう。しかも頭部は建物に接近し、足部は遠位になっているはずで、本人が発見されたときの状態にはなりえない。

自己過失は考えにくいのである。

発見時の状況は、大の字に仰臥位をとり倒れていた。しかも建物から二mも離れた地点に足があり、遠位に頭があったのだから、この姿勢を原点に、死体所見を見すえながら、映画のフィルムを逆回転させるように、本件を観察すると、バルコニーの手すりをのり越え、左手で手すりを摑《つか》み、左足をバルコニーにのせ、右上肢、右下肢は建物の外側に置いた状態から、左足を軽く蹴《け》るようにバルコニーから離れると同時に、手すりを摑んでいた左手を離すと、本人はからだの前面を建物側に向け、背中を外に向けた格好で建物から離れるように加速度がついて、屋外に向かってとび出すことになる。そのとき、右臀部《でんぶ》が先頭になり、腰を中心に前方に屈曲位をとり、ほぼそのままの姿勢で一三m下のコンクリート地面に落下、着地したと考えられる。

着地の際は、右臀部が一番先に着地し、右大腿部背面も打撲して皮下出血を生じ、右骨盤骨折を形成、次いで着地時の衝撃は頭部を支える背骨に作用するから、脊椎骨折を生じ、頭部は前方に強く振り下ろされながら、右半身が地面に強く着地する。その時、右心房や右肺の破裂、肝右葉なども挫傷《ざしょう》を形成した。そして一番最後に左下肢が床面にたたきつけられるように着地し、左大腿部背面に辺縁性出血を形成した。

しかも本人にはわずかながら屋外に向けての、加速度がついていたから、建物から二mも離れた地点に落下し、仰臥位になり発見時の姿勢になったものと推定される。

このように考えれば、この事件は自殺ということになる。

ロスの検死官や日本の法医学の教授のいうように、手すりに腰かけ転落したのであれば、建物から二mも離れた地点に、しかも仰臥位に足を建物に向け、頭を遠位に倒れることはない。

死体所見と状況が一致しないのは、事件の考察・分析が不的確のためである。

また他殺であるならば、犯人は本人を抱きかかえて、一〇九cmの手すり越しに前屈位にして、屋外に向け投げ出さなければ、本人の死体所見や現場の状況を満足させることはできないので、このような他殺手段はきわめて困難なことである。

以上のように考察して、私の鑑定は自殺の可能性が高いという結論になったのである。

酒が主役ではなかったが、酩酊は思わぬ事件をひき起こすものである。

裁判では私の意見が採用され、勝訴した。

法医学は死体所見を正確に読み取り、たった一つしかない真相に迫っていく。法廷で争っている両者の意向には、左右されない。自分の力の限りをつくして、死体所見と状況を矛盾なく説明していくだけである。私と異なる意見の鑑定人もいる。どちらが正しいのかは、神のみぞ知るである。

それにしても、利害のある争いに決着をつけねばならない、裁判官の苦労は思いやられる。

猫いらず／クレゾール／シンナーなど

腸から煙が……

昭和三十年代に入ると、日本も戦後の混乱から少しずつ立ち直り、街も活気をとり戻してきた。

昭和二十三年（一九四八）に開設した監察医務院も、少しずつ都民に理解され定着しつつあった。

それでも検死後、このケースは死因がはっきりしないので、解剖の必要があると告げると、なぜ解剖をするのか、亡くなったのだからこのままそっと送り出してやりたい。からだを傷つけるのは、見るに忍びない。死んでしまったのだから、死因がなんであろうとかまわないなどと、解剖をすることに反対する。ご家族の気持ちはわかるが、おまえの研究のためにやりたいのだろうとか、あるいは解剖して生き返るならばお願いするが、などと投げやりな言葉をあびせられ、ムカつくこともあった。またおまえは死んだ人をまた殺す気かなどと、理屈に合わない反対のための反対がくりかえされ、検死先でトラブることもあった。

あまり強硬に反対する場合は、解剖されるとあなたに何か不都合なことでも生じるのでしょうかと、逆に質問すると立会いの警察官も同席しているので、反対している自分に疑いがかけられているのかと思うのであろうか、びっくりしたように急におとなしくなってしまうこともあった。

ものもいわずに突然亡くなられた人は、この世に言い残した言葉があるに違いない。その人の言葉を聞いてあげて、人権を擁護するための解剖であることを、時間をかけて説明し、納得してもらう。

そんな時代もあったなあと、なつかしく思い出す。

監察医になりたてのころの話になるが、老女を解剖している時であった。胸腔《きょうくう》内の心臓と肺を取り出し、さらに腹腔《ふくくう》からは胃を取り出す。次いでそれにつづく小腸を取り出しにかかるが、小腸はうねって一塊となっているから、一本の消化管にするためには付着している腸間膜を切らなければならない。切っていくと六〜七ｍの長い小腸を取り出すことができる。大腸も同じように腸間膜を切って、一・六ｍくらいの一本の太い消化管として、体外に取り出す。洗面器の三倍くらいの大きさの四角いバットに取り出した腸を入れていくと、たちまち容器は一杯になる。

取り出した心臓、肺、肝臓、腎臓《じんぞう》など各臓器は、それぞれ割を入れて肉眼的観察をし、病変の有無を検索した後、顕微鏡で調べるための組織片を母指頭大くらいの大きさに切って、一〇％ホルマリン溶液に採取する。

それらが終ると、バットの中の腸を小腸から大腸に向かってハサミで切開し、腸をしごきながら内容物の状態を見、腸粘膜にびらん、潰瘍《かいよう》、出血などがないかを観察していく。

小腸内容は淡黄色クリーム状であるが、大腸になると黄褐色の軟便になってくる。大便の臭いもあるのだろうが、そこまで解剖していくうちに、嗅覚《きゅうかく》は鈍麻になって、あまり悪臭を感じない。

大腸の半分ぐらいまで切開したときである。軟便の中から煙りが舞い上がった。ちょうどタバコのくゆらぎのようであった。驚きながら見ているうちに、煙りは消えてしまった。初めての経験であった。

しかし、なんであったかがすぐわかった。黄燐《おうりん》のマッチを点火したときの、あの臭いがしたのである。「猫いらず」である。

糖蜜《とうみつ》、澱粉《でんぷん》、着色料などに猛毒である黄燐八%を混和し、ネズミ退治用にチューブ入りで、その昔市販されていたのである。

老女は家族とのいざこざから、疎外されての自殺であった。二、三日前にチューブ入りの猫いらずをパンにぬり、食べたらしい。その後家族も本人を見ていないので、はっきりした状況はつかめないが、彼女は布団に入り死を待っていたようであった。

昔、一般家庭にある毒といえば猫いらずであったから、これによる自殺は多かった。また毒殺もあったが、食べているうちに気付かれ、失敗に終っている。

その後、黄燐に代わる新しい殺鼠剤《さつそざい》がつくられ、あるいは殺虫剤、農薬、青酸、睡眠剤、都市ガスなど身の周りに毒薬物が氾濫《はんらん》するようになって、自殺手段などに猫いらずを使うことはなくなってしまった。

一方、殺菌消毒剤として使われていたのがクレゾール石けん液である。職務上これを扱う看護婦の自殺によく使われた。致死量は一〇〇〜一五〇mlといわれ、これを飲むと嘔吐《おうと》、腹痛、下痢、消化器系のびらんが生じ、長い時間苦しむことになる。そのため途中で意に反し「助けて」という言葉を発することがある。また口から流れ出るよだれは、クレゾールを含んでいるので、皮膚を腐蝕《ふしょく》し淡褐色に変色することもある。

クレゾール石けん液は独特の臭いがあり、飲みにくいので、猫いらずと同様他殺に使われることはきわめて稀《まれ》である。

姉が妹にクレゾールを注射して殺害

中学生の妹が妊娠していることを知った六歳年上の看護婦をしている姉は、怒りと恥を感じて、妹の静脈内にクレゾール石けん液を注射して殺害した。自分はすぐクレゾール溶液を飲んで自殺をはかったが、死にきれず激痛に苦しみ、助けを求めて警察に自首した。

六歳というジェネレーションの違いは、大きかった。急速な社会情勢の変化に伴い、若者の意識、考え方はどんどん変わっていく。姉は性に関して昔ながらの、きわめて保守的な考えをもっていた。妹は戦後の開放された考えで、性交渉を不道徳とか恥というような概念でとらえてはいない。その六年という時間差が、事件を惹《ひ》き起こしたとすれば、こんな不幸な結果はない。姉妹が不憫《ふびん》でならない。

同じクレゾールを使っての事件が、最近東京で起こった。

平成十年（一九九八）八月二十六日、「やせ薬」のサンプルがある中学校の生徒と教師一人の計二七人に郵送された。うち一人の男子生徒が、同封の説明書「一気にのめば、美しいボディがあなたを待っています」の通りに、小さいプラスチック瓶に入った液体一五mlのうち、一〇mlぐらいを飲んだ。のどの痛みを訴え、泡を噴いて苦しみ出した。入院治療し回復した。異臭からすぐクレゾール石けん液であることがわかった。

その一か月前に、和歌山市で夏祭りに出されたカレーに、亜砒酸《あひさん》が混入され六七名が食べて病院に収容された。うち四名が死亡するという大事件が発生した。容疑者も特定されていないその十五日後に、今度は新潟市でアジ化ナトリウムがポットに入れられ、知らずにそのお湯でお茶を入れて飲んだ人々が、次々と中毒症状を起こす事件が発生した。

連続して発生したこの異様な毒物混入事件に、日本中がおびえていた最中に、偽やせ薬、クレゾール事件が発生したのである。

私は連日テレビに引っ張り出され、法医学の立場から解説をしていた。

砒素《ひそ》やアジ化ナトリウムに比べ、クレゾールは強い臭いがあり、しかも飲みにくい。他殺手段としては考えられないし、きわめて幼稚なやり方で、むしろ前二つの事件に誘発された、悪質ないたずらであろう。しかも同じ中学の三年生の一クラスで起きた事件であったから、解決は早いと考えていた。十三日後、予想どおり同級生の女子生徒が関与を認め、事件は終結した。

世の中には自分の思い通りにならないことはたくさんある。だからといって、その不満を解消させるのに、人の命にかかわるような手段をとってはならない。決して許されるものではない。一番みじめなのは、自分自身であることに、早く気付いて欲しい。

刑務所から広まったシンナー

昭和三十年代から四十年代にかけ、青少年の間でシンナー遊びが流行した。ビニール袋にシンナーを入れ、気化したシンナーを吸うと、からだの力がぬけ意識が朦朧《もうろう》となり、幻覚が生じたりして酒酔いと同じような陶酔感を覚え、ふらふら状態になる。これを俗に「ラリる」とか「ラリった」と表現する新語まで生まれた。

シンナーは無色透明で、揮発性があり、塗料を溶かし薄める有機溶剤である。トルエン、酢酸、キシレンなどを成分としている。

シンナーを大量に吸って死亡した例もあったが、死亡の大半はビニール袋を頭から被《かぶ》って、中にシンナーをしみ込ませたハンカチなどを入れ、吸引しているうちに、酩酊《めいてい》状態から、酸素欠乏になって窒息死するケースである。

事件ばかりでなく、自殺も増えてきた。

シンナー遊びのきっかけは刑務所にあった。

服役中は酒を飲みたくても、飲むことはできない。そこでシンナーを酒の代替にしたのである。つまり所内の木工場では塗料を使うのでシンナーもある。作業中これを手拭《てぬぐ》いなどにしみ込ませ、自室に戻ってからひそかに嗅《か》いで、酩酊に似た陶酔状態をつくったのが、はじまりではないかといわれている。

遊びからはじまって、常用しているうちに、身も心もおかされ取り返しのつかない事態に発展することがある。

つまらぬ薬の誘惑に負けてはならない。

安楽死

注射による毒殺がある。

医療行為の中で行われた事件として有名なのが、東海大学病院で起こった安楽死事件である。

平成三年（一九九一）四月十三日、末期癌《がん》で入院中の患者の家族から主治医は懇請されて、ついに塩化カリウムを注射し、安楽死させたのである。ところが平成四年七月、医師は殺人罪で起訴された。

従来、安楽死は自宅で回復の見込みがなく、苦しむ患者に身内の者が見るに見かねて、死をもって苦痛から解放してやろうと、殺害するケースが安楽死であった。

昭和三十七年（一九六二）名古屋高裁での安楽死の判決は注目に価する。

そのとき安楽死許容の六条件が示されたのである。

一、不治の病で、死期が切迫している。

二、患者の苦痛が見るに忍びない。

三、苦痛の緩和を目的とする。

四、患者本人の嘱託、承諾がある。

五、原則として医師の手による。

六、方法が倫理的である。

この六条件が満たされるならば、安楽死は許容されるというのである。しかしこのケースは、クモ膜下出血で倒れ激しい頭痛から「殺してくれ」と訴える父親に息子は、見るに見かねて牛乳に殺虫剤を入れて飲ませたものであった。

医師の手によらず、また死亡させる方法が殺虫剤という毒物であったから、五と六の条件を満たしていないので、安楽死ではなく嘱託殺人と認定され、懲役一年、執行猶予三年の判決になった。

許容の条件の五番目に、原則として医師の手によるとなっているが、なぜ安楽死を医師が行うのか。私は当時から疑問に思っていた。医師の使命は、命をサポートすることであり、死への案内人ではない。法律家が医師の了解を得て、この条件をつくったのかあるいはまた国民全体の合意を取りつけてのことであったのか。いやそうではないはずである。

この六条件が示されたことによって、家庭の中にあった安楽死は、医療の現場に持ち込まれたと考えてさしつかえない。たとえ六条件が満たされたとしても、これを実行する医師はいるだろうか。そんな議論もないままに、東海大学という病院の中で安楽死は起こってしまった。

カリウムは人体にも含まれているが、塩化カリウムは筋肉を弛緩《しかん》させたり、興奮を緩和させる作用がある。しかし、一度に投与し高濃度にすると、心臓の刺激伝導系の障害が生じて、心臓は停止する。

結局、主治医の主張する安楽死は認められなかった。

裁判官は具体的要件として、

一、耐え難い肉体的苦痛がある。

二、死期が迫っている。
三、苦痛を除くための方法を尽くし、代替手段がない。
四、患者本人が安楽死を望む意思を明らかにしている。
これらをすべて満たす必要があると、名古屋高裁での六条件を四条件に変更した。

しかし、患者は昏睡《こんすい》状態で痛みを感じていなかったし、安楽死を望む意思表示もなかったから、一と四の条件が満たされていないとされ、平成七年三月二十八日、懲役二年、執行猶予二年の判決となったのである。

安楽死は決して他人事ではない。

状況によっては、自分自身が患者である場合もあろうし、また家族の一員である場合もあり、さらには安楽死を要請される医療人である場合もある。三者三様の立場にたって、どうあるべきかを考えてみる必要があるだろう。

医師による殺人

同じ注射でも、この事件は別である。

重症の腎不全《じんふぜん》で、人工透析を受けていた患者に、以前から知り合いだった医師が、腎臓提供者を紹介したいが、多額の謝礼が必要だと話をもちかけた。患者は医師のいうままに、ドクターの口座に二千五百万円を振り込んだ。ドクターは振り込みを確認したその日の午後、独り暮らしをしている患者の家に行き、移植手術に必要な適合検査をするからといって、精神安定剤と筋弛緩剤《きんしかんざい》を注射し、死亡させた。

平成元年(一九八九)四月十日のことである。翌十一日訪ねてきた息子が、ソファの上で眠るように横たわり、死亡している父を発見。通院していた病院に連絡した。駆け付けた主治医は「腎不全」という死亡診断書を発行した。

病死と診断されたために、検死も解剖もしないまま、葬儀は行われ火葬されてしまった。その後家族が患者のもっていた株券が少ないのに気付き、警察に相談していたところ、死亡直前に患者が多額の株を換金し、ドクターの口座に振り込んでいたことがわかった。

ドクターは詐欺容疑で逮捕された。

金をだまし取ろうとしたことを認めた。

移植手術のあてもなく、つくり話をもちかけたのである。いずれはばれるだろうから、病死に見せかけて殺せば、大金が入手でき、完全犯罪が成立するだろうと、注射をして殺害することを計画したと供述したのである。

開業資金が欲しかったのだという。しかし証拠の死体は灰になっていたが、警察は殺人容疑でも調べ自供を得たのであった。

平成二年二月、懲役十七年が言い渡された。医療を逆手にとっての殺人事件には、激しい憤《いきどお》りを覚える。

命を守る立場にある医療人が、なぜ人を殺すのか。いかなる理由があるにしろ、その行為は許されるものではない。

医学は料理をするときの、包丁と同じである。自分や家族のために美味《おい》しい料理をつくるための包丁であるが、やましい心でこれを握れば、人を殺す凶器になる。包丁を握るまえに正しい心をもった人間になっていなければならない。医療も同じである。

立派な哲学をもったうえで、医学を学ばなければ、道をあやまってしまう。

命にかかわる職業人としての、自覚が望まれる。

監察医の一日

今、ここに書いている毒物犯罪や毒殺についての記述は、私が東京都監察医務院に勤務した経験を背景にしている。しかし、監察医というのが一般的にあまり知られていないようなので、ここで監察医の一日について少し紹介しておこう。

満員電車に乗るのはいやだから、私の出勤は早い。朝七時ごろ家を出て、八時には役所についていた。電車の中では、今日一日の予定をどう消化していくか、その段どりを考えている。九時までの間、書類に目を通し事務処理などをする。

検死当番の日が週三日あり、解剖当番の日が一、二日あって、残る一日はフリーになっている。フリーの日は解剖記録を整理したり、報告書や意見書を書いたり、あるいは自分の研究日として大学へ出かけ、学生の講義をしたりしている。

監察医は日常の業務である検死と解剖をやっていればよいのであるが、それに満足しているドクターはいない。各自は自分でやりたい研究テーマをもって、勉強している。

私は溺《おぼ》れるはずのない泳げる人が溺れるのは、おかしい現象だと思っていたから、溺死《できし》に興味をもって研究していた。そのような場合、一般には心臓麻痺《まひ》で片付けられていた。それはおかしい診断である。なぜならば、死んだ人は脳出血でも胃癌《いがん》でも、あるいは青酸カリを飲んで自殺をした人でも、心臓は麻痺し脳も肺も麻痺している。脳、心、肺の三つの機能が麻痺した人を「死んだ」というのだから、心臓麻痺という診断は医者のごまかしである。これらの麻痺を起こさせた原因、疾病が死因なのである。その観点に立って、長いこと研究しているうちに、溺れる原因を見つけることができた。

耳の奥に中耳や内耳を取り囲む錐体《すいたい》という骨がある。溺れた人にはこの骨に出血があることがわかった。つまり泳いでいるときに、呼吸のタイミングをあやまって鼻から水を吸うと、耳にツーンと痛みが走ることがある。これが強く起こると、錐体内出血を起こすことがある。この骨の真ん中には三半規管があって、その機能が低下する。意識はあるが平衡感覚が失われる。つまりめまいがきて、横になっているのか、逆立ちしているのか平衡感覚がわからなくなるので、いかに泳ぎが上手でも、背の立つ浅瀬でも溺れることになる。

これが私の学説で、法医学の教科書に載っている。その他たくさんの研究をしたが、老人の自殺の研究は、国の衛生行政の方向を転換させることに役立った。当時、国は独り暮らしの老人はさびしく孤独であろうと、手厚い政策がとられていた。しかし統計をとってみると、独り暮らしの老人よりも、三世代同居の老人の自殺の方がはるかに多かったのである。

老人は体力も衰え、収入も少ない。家族の負担になっているから、信頼する身内から冷たく疎外されている。これが自殺の動機になっているが、警察官と一緒に検死に行き、息子夫婦に動機を尋ねても、世間体を気にして自分達が老人を疎外していたからなどとは、決して言ってはくれない。神経痛などの病苦を理由に持ち出すので、本当の理由は隠されてしまっている。

そのようなデータをまとめて、論文を発表し注目された。以来、国は老人を平等に福祉の対象として扱うようになったのである。

監察医はただ単に変死者の検死や解剖をしているだけではない。これらを医学的に分析し、データをまとめ生きている人に還元させ、予防医学に役立たせている。

その日は検死当番の日であった。

昨日の午後四時すぎから今朝までの間に、二十三区内の警察から検死の依頼があったのは十九件である。重大事件や緊急を要する事件は、警察から通報を受けた時点で、真夜中であろうが直ちに出動することになるが、その他の事件は、翌日までプールされる。それが十九件で、朝九時半ごろ業務係が地域別に五つに分類する。五台の検案車にそれぞれ監察医、運転手、補佐、三名が一組になって五班を編成し、検死に出発するのである。私の班は、

池袋警察（とび込み自殺）
目白警察（病死）
新宿警察（刺殺事件）
荻窪《おぎくぼ》警察（交通事故）

四件を担当することになった。順当にいけば、一件の検死に一時間ぐらいかかるが遅くとも午後の三時ごろには帰院できる予定である。しかし、道路の混雑あるいは途中で、杉並警察で首吊《つ》り自殺が発生したから、回って欲しいなどと検死の追加が出ることが多いので、帰院時間はずれ込むことになる。

警察へ行くと、検視の責任者として警部補が立会官として、部下一名と鑑識係一名の二名を従え、死体のある現場へ案内してくれる。立会官は検察官検事が行うことになっているが、検事さんの数は少なく忙しいので、大事件は別として、法律上問題のなさそうな小

さな事件に立ち会うことはない。所轄警察の警部補以上の者に、代行検視を行うことができるという規定をつくり、ほとんどは警部補がキャップとして対応している。

死体の置いてある現場に到着すると、補佐は家族や身内の方々に、監察医が検死（診察）しますので、座をはずしていただきますとお断わりして、着衣を脱がせ全裸にする。検視の現場は立会いの警察官らと監察医と補佐だけになる。

監察医は全身状態を観察し、死斑《しはん》の状態から死体硬直の度合、頭部、顔面、軀幹部《くかんぶ》、四肢に異常はないかを、くまなく観察する。外傷があれば、これをチェックする。鑑識係はカメラに死体所見を記録する。後頭部に打撲傷があり、右肘部《ちゅうぶ》に擦過傷があれば、監察医は検死しながら死亡前後の状況を、路上で後方に転倒し、右肘《ひじ》と頭を打ったものかと推理する。そして立会官に捜査状況を聞き、自分の推理と状況がほぼ一致すれば、死体検案調書（臨床医のカルテに相当するもの。カーボン紙を入れた四、五枚綴《つづり》の書類）に、死亡者の住所、氏名、死体所見、捜査状況、死因などを記入し、警察へ二通を渡し、残りは医務院に持ち帰り保存する。

もう一つの書類は死体検案書（死亡診断書と同じもの）の作成である。死因と死亡の種類、死亡日時などを記入し、家族に交付すると、葬儀の手続きなどができることになる。

二つの書類を書いている間に、補佐は遺体に着物を着せて元通りにする。

行政解剖をする場合には、死体検案書の死因欄は「不詳」となり解剖中ということが明記される。なぜ解剖しなければならないのか、ご遺族の方々に納得のいく説明をしなければならない。納得していただいたら、補佐は直ちに医務院の業務係に遺体搬送の電話連絡をする。手際よく片付けて、次の警察へ移動するのである。

解剖当番の日は、出勤して業務係の黒板を見ると、午前中の解剖予定が書かれている。

深川警察　五十六歳♂　病死？

蒲田《かまた》警察　三十三歳♂不詳

赤坂警察　二十八歳♀　焼死？

三件である。検死で死因がわからなかったケース、あるいは後日トラブルにならないよう死因を明確にする必要があるケースなどが、行政解剖になるのである。

検死班から業務係に連絡があると、搬送車を出動させ、遺体を医務院に輸送する。遺体と一緒に検死した監察医の死体検案調書などの書類も搬入されるので、解剖当番の監察医は、これを読み死亡前後の状況や解剖したい理由を把握して、解剖をする。約一時間ぐらいで解剖が終ると、遺体は再び搬送車によってご家族の待つ、家まで送り届けられる。

検死の約三分の一は解剖になっているから、平均すると毎日七体前後は解剖していることになる。検死、解剖の費用は一切無料で家族の負担はない。

解剖班は監察医、解剖助手、それに補佐二名が加わり、一班四名で三班が編成される。

昨日午後四時すぎに搬入された遺体は、時間の都合でその日の解剖はできないので、翌日に回される。その三件が今日午前中の解剖である。午後からは検死班から送られる遺体が次々と医務院に到着するので、これを解剖する。約一時間ぐらいで解剖を終らせなければ、火葬場の締め切り時間に間に合わないとか、葬儀の段どりをくるわせることになるので、あまり時間をかけることは許されない。医者仲間では監察医の解剖は雑だといわれるが、研究のためにゆっくり時間をかけてやっているわけにはいかないのである。

午後四時をすぎて搬入された遺体は、医務院の零度Cに保たれた遺体安置室に、おあずかりすることになる。

身元不明のご遺体も同様に保管されるが、一週間をすぎても引き取り手がない遺体は身元不詳として、死亡地の区長名で引き取られ火葬される。

解剖には警察官が立ち会ったり、あるいは病院の主治医などが立ち会うこともある。記録として写真に残さなければならない重要な所見は、写真係に撮影してもらうが、監察医自身が撮ることもある。

昭和五十年代ごろまでは、就寝中突然ウーンとうなり声を上げて急死するケースが多かった。がっしりした体格で普段は元気でこれといった病気もない。若い人の突然死であるから変死扱いになり、行政解剖をするのだが、死ぬような病変は見当たらない。胃内容に異臭はないか嗅《か》いでみる。あるいは青酸予備試験をやってみる。いずれも異常はない。死因がはっきりしないので、急性心機能不全という診断にして処理する。このような死亡例が多かった。死ぬような病変がないのに突然死亡する不思議さから、監察医の間ではポックリ死ぬので「ポックリ病」と呼んでいた。これがある新聞に取材され、ポックリ病が有名になったのである。

疫学的《えきがく》には西洋人にはほとんどみられず、東洋人で体格のよい若い男性で、しかも働きものの真面目《まじめ》人間に多いという傾向が見られた。食生活やストレスなどが関係するのではないかと考えられたが、原因がはっきりしないまま、ポックリ病は年ごとに減少してきたところを見ると、日本人の食生活が影響していたのかもしれない。

夜中、突然ウーッと大声を発し、うなりだした。傍らに寝ていた弟が「どうした、どうした」と兄をゆり起こした。脂汗をかき、「恐ろしい夢を見て心臓と息が止まって苦しかった。死ぬかと思った。今度このようなことがあったら、苦しいから早めに起こしてくれ」とたのんだ。それから十数日後、同じようなうなり声を上げたので、弟が起こしたが痙攣《けいれん》したまま急死してしまったという。顔は呼吸困難のため強く鬱血《うっけつ》していた。

行政解剖をしたが、死因となるような病変のない急死、急性心機能不全（俗にいうポックリ病）であった。解剖して、脳出血とか肺炎とか死因になる病変があればよいのだが、死ぬような病変がないのに急死しているから、仕方なく急性心機能不全（ポックリ病）の疑いありと、解剖直後に、一応の結果を警察とご家族に伝えるのだが、なんとなく不安が残りあと味が悪いのである。後日血液や胃内容などの検査で毒物でも出ないか、心配だからである。翌日になって青酸が出たなどと薬化学検査室から報告が入れば、大至急警察へ連絡するが、捜査のやり直しになるなど関係者らに迷惑がかかってしまう。これが殺人事件であったら一大事だが、ほとんどは自殺であるから、なんとか面目は保てるが、冷汗ものである。

監察医の制服

東京都の職員の作業服はカーキ色の粗末なもので、汚れやすい職場で働く職員に支給されていた。監察医務院で検死、解剖に従事する職員の作業服も同じであった。監察医にもこの作業服が支給されていたが、とても着られたものではない。公務員的発想だから、監察医務院も汚れる職場なので、これでよいと、机上で考えてやったのだろう。

解剖の場合には、手術と同じ白い解剖衣を着て、その上にゴム製あるいはナイロン製の予防衣（エプロン）をまとうから、下に何を着ているのかは見えないのでまだしも、検死に出かける場合、この作業服を着るわけにはいかない。その上から白衣を着用するにしても、礼に反している。人の死には黒の礼服を着用するのが常識である。カーキ色の作業服で出かけるわけにはいかない。だから支給されてはいるが、使ったことはない。それぞれ各自が検死専用の私服（背広にネクタイ）に着換え、ご遺族の方々に失礼のないような服装をして出かけていた。そんなことが長い間続いていたが、やっとわかってもらえたのか、検死に出かける職員のために、背広が支給されることになった。

監察医務院は昭和二十三年（一九四八）に都立大塚病院の看護婦寮を改修して、庁舎として発足した。もともと古い建物で連日都内の多くの変死体が搬入出され、解剖されていたので、いつの間にかお化け屋敷といわれるようになり、幽霊が出るなどという噂《うわさ》まで流れていた。

しかし三十年間監察医として勤務し、宿直もやったが一度として幽霊に出会ったことはない。他の職員も同じである。もしも幽霊が出たならば、解剖してその本態をきわめたいと思っている。だから死体がこわいとか、幽霊がこわいなどと思ったことはない。生きている人の方が、よっぽどこわいと思っている。

毒物はこうして人を殺す

ここまでは個々の毒物をあげ、事例について述べてきたが、法医学的にわかりやすく毒物をその作用別に分けてみる。

毒物の分類

1、腐蝕《ふしょく》毒（強酸、強アルカリ、水銀、鉛、亜鉛、銅、銀など）

刺激が強く、接触した皮膚や粘膜などを腐蝕させ、壊死《えし》を起こさせる。飲めば口、食道、胃腸粘膜などはびらん、出血、壊死を生じ、嘔吐《おうと》、激痛、苦悶《くもん》を呈し死に至る。

2、実質毒（燐《りん》、砒素《ひそ》など）

血中に吸収されたのち、諸臓器の細胞に障害を与え、組織実質の変性を生じ、臓器不全から死亡する。

3、血液毒（一酸化炭素、青酸化合物など）

毒物が血中に吸収され、血液のガス交換作用を阻害し、内窒息死させる。

4、神経毒（メタノール、エタノール、クロロホルム、エーテル、阿片《アヘン》、モルヒネ、ストリキニーネ、アトロピン、コカイン、ニコチン、サントニン、ジギタリス、キニーネ、麦

角、睡眠剤、麻酔剤、トリカブトなど）

血中に吸収された後に、主として中枢神経に作用するので、消化器系や諸臓器に著しい変化を起こさせることは少ない。昏睡《こんすい》状態を続けて死亡する。

5、食品毒（フグ、貝、茸《きのこ》など）

動物性食品、植物性食品を食べ中毒を起こす。

以上、五つに分類することができる。とくに毒物が生体に作用すると、人体をコントロールしている神経系に突然変調を来《きた》して、バランスを失い生命の危険にさらされる。

毒物を理解する上で、ある程度の人体の構造と神経系のしくみを知っておくことも、必要と考え簡単に記述することにする。

からだと細胞

人体の最小単位は細胞である。肉眼では見えないミクロの世界で、人体を構成する細胞の総数は六十兆といわれている。

その細胞が集団となり筋組織、肝臓の組織というようにいろいろな組織をつくる。さらに組織が集まって、肺とか腎臓《じんぞう》など独立して機能を発揮できる器官をつくる。器官が一つの目的のために集まって、骨格系統、消化器系統、神経系統など十系統をつくって組み合わさり、人体はできあがっている。

人間のからだを建築物にたとえれば、ビルの最小単位は一粒の砂（細胞）である。砂が集まってコンクリートブロック（組織）をつくり、これが集まって部屋、廊下、トイレ、台所（器官）などをつくり、鉄骨系統、部屋系統、電気系統などが集まって、ビルは完成する。

つまり人間のからだは、細胞の集合体なのである。たとえば、運動をして汗をかくと喉《のど》が渇き、水を飲む。当たり前のようだが、実はからだの中の細胞が働いてエネルギーを出し、水分が失われているためで、細胞の一つひとつが水不足になり、集合体の主《あるじ》に水を飲めと訴えているのである。コップ一杯の水を飲むと、腸から水が血管内に吸収され、やがてからだの一つひとつの細胞に達するから、細胞たちは満足する。満足した細胞はOKサインを出すので、主は水を飲むのをやめる。空腹になったり、眠くなったり、人間の行動は個々の細胞の要求に応じ、これを満足させるために主は行動しているのである。つまり細胞に振り回されているのだ。

細胞が要求しないのに暴飲暴食をすれば、嘔吐したり、腹痛を起こしたり、あるいは下痢をして体調をくずす。

毒物の大半は、細胞が要求していないものである。しかしその中でもアルコールは別格である。生活の中で飲みものとして定着し、晩酌をしたり、会合では乾杯をするなどアルコールのない社会はない。しかし一方ではアルコール依存症とかアル中などといわれ、その習慣性が問題になっている。

細胞は電子顕微鏡で見ると、あたかも一つの生きものと同じように、いろいろな構造をもって、働いていることがわかる。たとえば細胞の中のミトコンドリアは、アセトアルデヒド脱水素酵素を産生し、飲酒したアルコールを肝臓でアルデヒドに分解する仕事をしている。酒に弱い人はその活性が弱いので、それ以上の分解はできないから、血中にアルデヒドが出回り、酔いの症状が出てくる。

酒に強い人は、酵素活性が強いので、アルデヒドをさらに水と酢酸に分解してしまうから酔わない。そのうちに酒のうまさを知って、連日飲酒するようになる。

酒に強い人と弱い人は、細胞の機能が親ゆずりの遺伝によって、きまっているのである。強いタイプの人が連日飲酒を続けていると、細胞はその働きを好むようになり、習慣性ができてくる。だからアルコールが体内に入って来ないと、細胞たちは調子が悪くなり不満をいい、主に酒を飲めと訴える。それに応《こた》えて飲酒すると、細胞たちは調子を取り戻す。細胞がアルコールを欲しがっているのである。

それがアルコール依存症（アル中）でやがて、肝硬変になって寿命を縮めることになる。つまり細胞に振り回されているのである。そう考えると、自分は一体なんだろうと思えてくる。いたずらに細胞に振り回されるのではなく、理性で彼らをコントロールし、自分の中の細胞と上手につき合うのが、健康を保つ秘訣《ひけつ》である。

神経細胞

細胞は再生能力があるので、破壊されても分裂増殖をくり返し修復する。陽やけして一皮むけても、下から新しい表皮ができてくる。また毛や爪《つめ》を切ってものびてくる。外傷を受けても薬をつけ包帯をしておけば、治って機能は回復する。すべて細胞の再生能力のおかげである。

しかし、脳の神経細胞だけは例外で再生能力がない。病気や外傷でいくつかの神経細胞がダメージを受けると、一生涯その補充はつかない。

神経細胞は約一四〇億あるといわれるが、意識を失うような病気や頭部外傷を受けると、何千何万という神経細胞は死滅脱落し、補充されることはない。また年をとるともの忘れがひどくなるのも脳の動脈硬化のため、神経細胞が欠落してきたためである。神経細胞の多い若い時に、勉強した方がよいのはそのためである。

こうしてみると臓器の中で、一番重要なのは脳だということがわかる。大切だから周囲は頭蓋骨《とうがいこつ》によって、堅くガードされている。

その次に大切な臓器は心臓と肺である。これらはあばら骨によってガードされ、あまり重要ではない臓器は腹に納められ、骨のガードはない。しかし、骨にガードされていないからといって、腹にある胃腸や肝臓・腎臓などを軽視するわけにはいかない。これがなければ人間は生きられないのだから、重要であるのに変わりはない。

これは私のつくり話で『解剖学はおもしろい』（医学書院）に書いたのだが、その昔、おなかの胃腸や肝臓たちが集まって、創造の神に、私たちも重要な臓器なのだから、脳や心臓と差別しないで骨でガードして欲しいと、たのみに行った。しかし創造の神は、願いを聞き入れなかった。大切だからといって、もしもおなかまで骨でガードしたならば、君達は将来にわたってカニのようなあるいはカブト虫のような、ぎこちない動きしかできなくなる。ガードをしないで、自由に動けるようにしておけば、やがて君達は人類として地球を制覇し、文明、文化をつくり出すことができるのだからと、納得させたのである。

創造の神は見事であり、実に偉大であった。

人間をつくる生殖細胞

男と女が愛し合い求め合うのは、生殖細胞というミクロの中に謎《なぞ》が秘められているのである。

人間の細胞の中にある遺伝情報をもつ染色体は四十六個である。ところが生殖細胞の精子と卵子は減数分裂して、染色体は二十三個と半分しか持っていない。この状態では精子も卵子も半端もので、一人前の細胞ではないから、細胞分裂を起こして増殖することはできない。そこで精子と卵子は求め合い合体して、染色体が四十六個の一人前の細胞になりたがる。それが性行為なのである。

できあがった一個の受精卵は、その瞬間から細胞分裂をくりかえし、増殖して十か月後には人間の誕生につながっていく。

つまり愛とは、半端もの同士が求め合っていることである。

医者でありながら、人体を見直せば、そのたくみな構造と合理性に驚きを感ずる。

神経系のしくみ

からだをコントロールしているのが神経系である。

神経系は中枢神経（脳と脊髄《せきずい》）と末梢《まつしよう》神経（脳神経、脊髄神経、自律神経）に分けられる。

中枢の命令（興奮）は末梢神経に伝えられ、逆に末梢からの刺激は中枢に知らされて、からだは統率されている。

自分のからだを機能の面から見直してみると、起きているときは自分の思い通り随意にからだを動かして、歩いたり走ったり行動する神経系がある反面、寝てしまい意識不明になっていても心臓は拍動し、呼吸もし暑ければ汗をかき体温をオートマチックに調節している。腹一杯食事をしても、朝目を覚ますとおなかはすいているなど、無意識に自分の意思にかかわりなく、不随意的（オートマチック）に作動して、命を支えている神経系があることに気付くであろう。

前者は動物的動きをしているから、動物神経系（脳・脊髄神経系を支配している）といい、後者は植物神経系（自律神経系を支配している）と呼ばれ、この二系統の神経支配によって、からだはコントロールされている。

また神経系を構造と機能の面から観察すると、最小単位を神経元（ニューロン）といい、この集合体が神経系である。

ニューロンは神経細胞とその突起（神経線維ともいう）からなり、神経細胞はほかの細胞と違って、再生能力がないから、一度ダメージを受けた神経細胞は欠落したままで、生涯補充されることはない。

大脳の表面約五㎜の表層は灰白色になっていて皮質といい、その内層は白色で白質あるいは随質という。この大脳皮質に神経細胞（約一四〇億）があり、髄質はその突起（神経線維）が走っている。

たとえば右足を動かす場合、左の大脳の皮質の運動神経細胞（運動中枢）が命令を出すと、その突起は脳の髄質を走り、脊髄を通りやがて脊髄を出て、脊髄神経たとえば坐骨《ざこつ》神経となって、右足の骨格筋に分布し、命令が伝達され、筋肉が収縮、弛緩《しかん》して右足が動くのである。

ニューロンは肉眼では見えないが、大脳の皮質から足先まで、きわめて細い神経線維によって電線のようにつながり、命令を下行性（遠心性）に伝達している。知覚神経の場合は、運動神経とは逆に右足をつねれば、その痛みは上行性（求心性）に左大脳の皮質の知覚中枢に知らされ、右足の痛みを感じとっている。これらは一瞬のうちに行われている。そして神経線維は、延髄や脊髄を通る際必ず反対側に交差していく。そのため左の大脳はその人の右半身を、右の大脳は左半身を支配している。だから右半身不随の人は、左の大脳に出血などの障害があることになる。さらに大脳は機能的に脳幹（間脳、中脳、橋《きょう》、延髄）と終脳に分けられる。

大脳を棒アメにたとえれば、脳幹（三〇％）はアメがついている棒の部分に相当し、アメの部分が終脳（七〇％）である。

脳幹は植物神経系（自律神経）の中枢があり、終脳は動物神経系（脳・脊髄神経）の中枢があって、これを支配している。

植物状態と脳死

植物状態とは終脳にダメージをうけ、意識不明になっているが、脳幹は作動しているから心拍動、呼吸、消化吸収、排泄《はいせつ》など生きるための最低限の働きはできる。だからチューブで胃に栄養を送り込むなどして看護すれば、生きられる。

ところが脳死は、脳幹がダメージをうけた状態であるから、意識不明で心拍動、呼吸運動の命令も脳幹から発しない。放置すればすぐ死んでしまう。そこで人工心肺器をセットし、脳幹の命令にかわって機械的にこれらを動かせば、延命することが可能である。しかし二、三週間後には機械にも反応しないで呼吸は止まり、心拍動も止まってしまう時がくる。それまでの期間を脳死といっているのである。

植物状態も脳死も意識不明で一見同じように見えるが、解剖学的には大きな違いがある。

一九七五年アメリカでカレン事件というのがあった。二十一歳の彼女はパーティで酒と睡眠剤を多量に飲み、意識不明になって人工呼吸器をセットされ、半年以上も昏睡《こんすい》状態をつづけていた。回復の見込みはないとドクターに宣告された。両親は不自然な方法で死を延ばすより、人工呼吸器をはずして尊厳をもって死ぬ権利を与えて欲しいと、再三訴えたが、装置の取りはずしは殺人行為にあたるとして拒否された。しかし最高裁から医師の同意があれば、取りはずしてもよいと判断され、人工呼吸器は取りはずされた。

カレンさんは自発呼吸を取り戻し、その後十年間も生き続けた。睡眠剤中毒により、終脳はダメージを受けたが、脳幹には異常はなかったので植物状態となり、生き続けたのである。

脳死と植物状態の違いを、わかりやすく説明できたケースである。

一旦《いったん》、脳死状態に入った人をいかに最新の医療をもって治療をしても、生の方向へ戻らせることはできない。なぜならば神経細胞は、一度ダメージを受けると再生不能の性質があるからである。したがって医学的には、死んでいる人を機械で動かしているのが脳死である。私は医者だから、脳死は人の死であることはわかるのだが、だからといってこの時期に臓器移植をしてもよいというのは別問題で、いささかの抵抗を感ずる。

移植に使用する臓器は新鮮なほど、成功率は高いから、脳死の人からの臓器提供が望まれるわけである。

このように死のメカニズムがわかったとしても、人の死を医学だけでとらえてよいものか、疑問が残る。

私は監察医として三十年間、検死や解剖をやりながら、死を間近に見てきた。

交通事故で亡くなった幼な子を抱きしめ「もう一度、ママって呼んで」と泣き叫ぶ母親を見たとき、医学的にそれは死であっても、この母親に死を納得させることはできない。またテレビで、猿の母親が、死んで干からびたわが子を抱きかかえて生活しているのを観たとき、やらせではないかと思い動物の専門家に尋ねたところ、猿は死産した子はそのまま放置していくが、生きて産まれ少しでも育てた子が死亡した場合には、母猿は子の死を認めようとしない。抱きかかえて生活し、手離さないというのである。

驚きと感動で胸がつまった。

生きるものにとって、死を科学的にのみとらえることは、必ずしも十分な対応ではないことを思い知らされた。

脳死と臓器移植を容認しているアメリカの人達は、電車で座っている人が下車する際、立っている人にどうぞと席をゆずって降りていくのと同じように、きわめてフランクに脳死と臓器移植を考えているようである。

死ねばすべてはナッシングである。欲しい臓器があるならば、どうぞお使いください。屈託のない考え方に驚くが病める患者を思いやる気持ちは尊い。

いや、そうはいっても、人の死をそのように安易に考えることはできないと思う人もいる。

どちらの考えがよいのか、自問自答をしているうちに、平成九年、日本も脳死と臓器移植を容認することになってしまった。

生と死について誰もが真剣に考え議論しているのに、一方では命を軽視した事件が続発している。

毒物でも神経毒の場合には、血液中に吸収されればからだの中の細胞はそれぞれに障害を受けるが、とくに神経系の細胞には強い影響を及ぼし、朦朧《もうろう》状態からやがて意識不明、昏睡状態になっていく。これは、終脳とくに大脳皮質がおかされているが脳幹の機能は保たれているからである。しかし毒作用が強ければ、やがて回復することなく、脳幹もダメージを受け、死がやってくる。

射殺事件

平成七年(一九九五)夏。八王子のスーパーマーケットに強盗が入った。

夜の九時スーパーは閉店した。女子店員が事務室の奥にある空の金庫に、売り上げ金四百五十万円を入れ、ダイヤルを回した。夏休みであったから、女子高生二人がアルバイトで、女子店員についてきた。翌日社長が出社し、ダイヤルの数字を合わせ、合鍵で開け現金を銀行に預金する、そういう習慣になっていた。金庫の開け方は社長以外に知るものはいない。

そのとき、彼女らの背後からピストルをつきつけ「金を出せ」と強盗が入ってきた。二人の女子高生は、そこにあったガムテープで、「自分達でからだを縛って静かに座っていろ」と命令された。金庫の前にかがんでいた女子店員の後頭部には、ピストルの銃口が突きつけられている。

「早く金庫を開けろ」とせかされた。驚きでふるえながらダイヤルを回しているが、数字の合わせ方は知らないから、いつまでたっても金庫は開かない。「早くしろ」といいながら犯人は女子店員につきっきりになっていた。そのすきに犯人の後ろにいた二人の女子高生に、逃げるなど何らかの動きがあったものと思われる。それに気付いた犯人は、ふりかえりざま「動くな」と叫んで、二人に向けてピストル二発を発射した。その音にびっくりした女子店員は、出口の方向に逃げ出した。「逃げるな」と一発射たれ、弾丸は頭部を貫通した。床に尻《しり》もちをつき、壁にもたれるように痙攣《けいれん》をしていた女子店員に、もう一発とどめの弾丸を頭に向け発射した。

犯人は金庫を開けようとしたが、開かない。銃声は付近に鳴り響いているから、長居は無用である。くやしまぎれに一発を金庫めがけて射っているが、微動だにしない。あきらめて犯人は、金も取れずに、逃げ去ったのである。

以上の状況は、私があるテレビ局の取材班に同行し、知りえた情報をもとに推理したものである。

素人は、頭部をピストルで射たれれば即死すると思っている。しかしそうではないのである。終脳を弾丸が通過すれば、意識不明であるが、すぐには死なない。脳幹を射たれれば、即死である。

異状に気付いた人々が約十分後に現場にかけつけたが、犯人の姿はなく三名は既に死亡していたのである。

どこを射てば人は即死するかを知っている犯人は、銃のつかい手であるが、盗みは素人のようである。

現地からそのような解説をしたのであったが、犯人は未《いま》だつかまっていない。

人体の構造と毒のこわさ、命の尊さがわかってもらえれば幸いである。

文庫版あとがき

昭和三十年代（一九五五年ごろ）、戦後の日本もようやく混乱からぬけ出し、活気を取り戻してきた。街には自動車が走り出し、三種の神器と呼ばれるテレビ、洗濯機、掃除機が一般家庭でも入手できるようになり、生活様式はそれまでとは比較にならないほど便利になり、豊かになった。人の心も物質文明の発達に伴い、大きく様変りしてきた。暑ければクーラーを、寒ければヒーターのスイッチを押すだけで、快適な環境は得られるので、苦労も我慢もいらないのである。

私が育った昭和の初期は、学校から帰れば、カゴを背負って裏山へ行き、枯れ葉をかき集めるのが日課であった。母はこれを燃やしてごはんを炊く。友人と遊びたくてサボれば、他の兄弟が代行することになるから、迷惑がかかる。責任とか忍耐、努力ということを、実生活の中で修得してきた。子どもでも、一家の生活を支える上で重要な役割をもっていたので、家族からも信頼され、自分自身も誇りをもっていた。

ところが現代は、便利で豊かな生活環境がととのえられたために、社会生活の中できわめて重要な忍耐とか責任という精神面のトレーニングが置き去りにされている。

生活はすべて親まかせで、家庭内で子どもの役割はなにもない。

そのことが現代の犯罪に影響しているように思えるのである。自己中心的で他人の痛みがわからない。思い通りにならないとすぐに、短絡的反応を示して、とんでもない事件を惹き起こす。

かつては、加害者と被害者の関係ははっきりしていた。金や異性が絡み、あるいは怨恨などが絡んで、殺害の動機は明らかであった。

ところが今はムカつく、キレる、あるいは一度殺してみたかったなどと、理由にならない理由が動機になっている。

このように現代人の心は病んでいる。

しかし殺害の方法になると、いかに文化が発展しても、昔ながらの刺したり、絞めたりの泥臭い方法が主流だ。これらは一対一の対決になるから、加害者にも相当な犠牲と覚悟が必要である。

ところが毒殺は、加害者にとってまことに好都合な手法といえる。目撃されないように、秘《ひそ》かに飲食物などに毒物を混入させておけば、あとは毒物が独り歩きをすることになるので、それを摂取したものが絶命するだけで、加害者と被害者の関係はわかりにくい。女でも子どもにでもできる巧妙な殺人方法であったから、昔から毒殺は歴史の中に数多く登場していた。

現代ではこれに保険金が絡んできている。あたかも病死のように仕組めば、労せずして大金が入ってくるから、一度味をしめれば二度、三度と事態はエスカレートする。トリカブト事件、カレー事件、風邪薬事件、硫酸サルブタモール事件等々、枚挙にいとまがない。保険金がらみだからどうしても身内の者とか、親しい間柄の者が犠牲になるので、報道されるたびに強い驚きと怒りを覚える。

しかし残念ながら、この種の犯罪は時代とともに増えていくだろう。どうしても予防対策を講じなければならない。

たとえば病気の発作で急死したように見せかけた毒殺があった場合、対応したドクターが不審に気付かず、警察へ変死届をせずに、解剖もしないで急性心不全などという病死の死亡診断書を安易に発行したとすれば、殺人事件は隠蔽《いんぺい》されてしまうのである。法律上は命も人権も十分に擁護されてはいるが、その俎上《そじよう》に載らず前段階で葬られるならば、法律は無いに等しい。

少なくとも日本全国どこでも、監察医制度のある地域と同じように、変死体としての届けが出され、警察が介入し十分な捜査と専門医による検死や解剖が行われるシステムを、整備し直さなければならない。

毒殺が病死で葬られてはたまらない。

そんな願いをこめて、書きつづけているのだが、世の中は一向に動かない。政治、行政の新たなる取り組みを期待している。

文庫化にあたり、角川書店編集部の佐藤芳実氏、五百田達成氏には大変お世話になった。ここに謝意を表する次第である。

著者

解説

柄刀一

私達ミステリー作家はフィクションで殺人を扱うが、上野正彦氏は現実の殺人事件を長年扱ってこられた。解説者が自分のことから書き始めて恐縮であるが、私達本格系ミステリーの作家が描く密室やらアリバイやらのトリックは、現実性の欠如という非難をよく頂《ちょう》戴《だい》する。これは、的を射ていながら同時に的はずれな言辞でもあると言えるだろう。本格ミステリーは知的遊戯としてのエンターテインメントであり、現実犯罪のプランではないのだから。社会一般ではお目にかかれない巧妙な不可能犯罪が唯一存在しうるジャンルであるから、本格ミステリーは書き継がれ、読者に支持されてきたのだ。

そうした本格ミステリーがトリックとして扱いにくいのが、毒である。

探偵が快刀乱麻を断つような毒殺事件というものは、なかなか成立させにくい。なぜなら、毒物の使用方法には多様性があり、その効果が密《ひそ》やかだからだ。そして、専門的だ。ナイフで刺された死体があれば、それは誰が見ても、ナイフで刺された死体であるが、派手に血を吐くような毒物が使用されたのでない限り、それなりの立場の人が「これは心臓発作ですね」と判定すれば、我々一般人は「そうですか」と言うしかないのである。

毒殺だと判明しても、カプセルのような何らかの被膜《ひまく》が使われたとしたら服毒時刻が不《ふ》明瞭《めいりょう》になるし、もしかすると二つの物質が体内で反応して毒物になるという知識も無視できないのかもしれない。そうした点をすべて明確にしなければ、恐らく作者が考えていたのであろう意外な毒殺方法には合理的に到達できないのだ。

放火と毒殺のトリックは、本格ミステリーでは扱いにくい。

そして、フィクションでは扱いにくいということは、現実の世界では実に扱いやすいということなのである。

本書『死体は告発する 毒物殺人検証』では、毒物にまつわる様々な事件が紹介されている。妻に砒素《ひそ》を盛られた明治時代の外国人クラブ支配人、姉にクレゾール溶液を注射された中学生……。これらの事件は、上野氏の言葉「古来から女性の犯罪が多かった」という毒殺事件の姿を端的に示している。毒は、女子供でも簡単に殺人者にしてしまえるのだ。力はいらず、残酷な結果を直接見ないようにしようと思えばそれも可能なのだから。言い換えれば、犯罪を犯すことへの身体的、精神的なハードルが実に低くなるということだ。患者達に筋弛緩剤《きんしかんざい》を次々に投与して命さえ奪ったとされる准看護士も、まさかナイフをふるって同様のことはできないだろう。

また、和歌山砒素カレー事件やサリン事件などは、毒物の持つもう一つの特性も表している。すなわち、大量被害という負の特性である。銃器社会ではない日本で、このような〝凶器〟は他にない。氏はこれを、「毒物が独り歩きをする」と表現する。一個の殺意や狂気が、音もなくテロの規模にまで広がってしまう。それが毒物だ。この文を書く少し前、東京で一キロもの青酸カリが盗まれたというニュースが流れていた。奪った人物が、他者の痛みへの想像力を著しく欠く心の持ち主であった場合、その結果は想像したくもないものだ。大事に至らないことを祈る。

本書の単行本時のタイトルは『毒殺』といい、毒物を使用する事件の増加を警告していたが、上野氏の危惧《きぐ》は不幸にして的中してしまった形だ。こうした毒物投与事件の横行を目の当たりにして氏が憂えておられるのは(被害者への哀悼はもちろんであるが)、命の重みをリアルに捉《とら》えられない人間が、近年の日本には増えているのではないかという点であろう。生命への共感がわずかに低下しただけで、凶器として簡単に扱えてしまう毒物。動機の浅薄化と、手段としての毒物の安易さ。その両者が、現代日本ではどんどん接近してきているようだ。

上野氏は死体や犯罪を扱う書物を著しておられるが、道徳の講演をお願いしたい、と中学校へ招かれた経験などもあるという。生命の尊厳とヒューマニズムが、行間から感じ取れるから、という理由だった（そのへん、殺人ミステリーを描く我々作家も見習わなくてはならない）。そのように、生と死に真摯《しんし》に向き合ってこられた氏だからこそ、現代日本人の病巣に敏感に反応し、嘆きと不安を大きくしておられるのだろう。

毒物は、その身近にいる人間達の責任感や倫理観、生命観を如実《にょじつ》に映し出す。そうした心の基盤そのものを育てなければならないのだから、毒物混入事件を短期間で激減させることは困難だと思われる。形式的な管理の強化は、理性の基盤がなくては無意味だ。東海村の放射能被曝事件も、自分達が扱っているのがこの上ない〝毒物〟であるという認識を失わなければ、大きな悲劇は防げたのではないのか。

数多くの著作や講演を通して上野氏がもう一つ言い続けておられるのは、監察医制度の充実である。検死の不備によって自殺や事故として処理された過去の事件が、数が重なったためにようやく保険金殺人だったと判明するような事態も実際に発生している。監察医制度が取られている自治体でも、検体数があまりに多いために監察医に負担がかかりすぎ、システム自体が疲弊しつつあるというケースも存在する。

理不尽にも暴力によって命を奪われてしまった被害者……。その事実が明るみに出ることもなく、殺人者がのうのうとしている。そのような事態は、一例でもあってはならない。監察医として死者と長らく語らってこられた上野氏なればこそ、無惨な真相を闇《やみ》に葬られている声なき者の無念さが人一倍胸に響くのだろう。魅惑的なタイトルである氏の近著『死体の涙』（青春出版社）など、まさに良心的な監察医の心根を象徴しているかのようだ。上野氏が、死者の証言を聞き取る最後の機会である検死の重要性を説き続けておられるのは、ある種必然と言えるだろう。

我々ミステリー作家は、フィクションの中からも、時に、社会性を持ったメッセージやテーマを発信する。犯罪や、死者が語るものを通して。そこから、多くの人々を感動させる傑作も生み出されている。

上野氏は、ノンフィクションの世界でそれを意図的になさろうとしている方である。本書のメインタイトルは『死体は告発する』であるが、実は、人心の弛緩《しかん》や監察医行政の現状に対する、上野正彦氏からの、淡々としていて重い〝告発の書〟でもあるのだ。

参考文献

洗冤集録／（宋）宋慈著
洗冤録詳義／（清）許沖榑著　監修　石山昱夫ほか（群衆出版）
古伊万里と社会／大矢野栄次著（同文館）
ベルギー公使夫人の明治日記／エリアノーラ・メアリー・ダヌタン著　長岡祥三訳（中央公論社）
毒薬博物誌／立木鷹志著（青弓社）
毒薬の誕生／山﨑幹夫著（角川選書）

本書は、一九九九年四月に小社より刊行された
単行本『毒殺』を改題・文庫化したものです。

死体《したい》は告発《こくはつ》する

毒物殺人検証《どくぶつさつじんけんしょう》

上野正彦《うえのまさひこ》

角川文庫 11937

平成十三年四月二十五日　初版発行

発行者——角川歴彦
発行所——株式会社角川書店
東京都千代田区富士見二—十三—三
電話　編集部(〇三)三二三八—八五五五
　　　営業部(〇三)三二三八—八五二一
〒一〇二—八一七七
振替〇〇一三〇—九—一九五二〇八

印刷所——暁印刷　製本所——コオトブックライン
装幀者——杉浦康平

う 11-5　　ISBN4-04-340005-5　C0195